わかりやすい

医中誌Web 検索ガイド

検索事例付 ― 第2版 ―

杏林大学医学図書館 **笹谷 裕子** 日本医学図書館協会個人会員 **諏訪部 直子** 著

特定非営利活動法人 **日本医学図書館協会**

本書の内容は、Windows（Microsoft Windows 10）で、ブラウザー Microsoft Edge 及び 各章執筆時点の Google Chrome 最新版（Ver. 108～109）を用いて動作確認を行いました。なお、掲載画面は Windows 10＋Google Chrome 最新版（Ver. 106～109）のものです。
本文中のURLは2022年12月15日現在のものです。変更になることもありますので、最新のものはそれぞれのWebサイトでご確認ください。

本書に掲載した医中誌Webの操作手順や画面等は、ご利用機関の管理者設定等により、異なる場合があります。

ま え が き

本書は2022年4月に新バージョンが公開された医中誌Webに対応した検索ガイドです。2013年に出版された初版を踏襲しつつ、新しいインターフェースや機能の解説、またシソーラスブラウザ（2015年1月リリース）の章を追加しました。

普段、講師として医中誌Webを解説する際には「ググるより医中誌」という標語を毎回お伝えしています。インターネット上の情報は玉石混淆と言われますが、医中誌Webは医学中央雑誌刊行会が取捨選択した学術情報で構築されたデータベースであることに焦点をあてた表現です。一方で医中誌Webは一般的なインターネット検索と同様、検索ボックスに何かしらキーワードを入力すれば、それなりに結果が返ってきます。またインターフェースが日本語で構成されているので、本書のようなガイドがなくとも、ある程度使いこなせることでしょう。しかし、図書館員として利用者から受ける相談には、「いまひとつぴったりとした結果が得られない」「うまく絞り込めない」という悩みが含まれます。その場合、難易度の高い検索方法が必要なことよりも、他のキーワードを組み合わせたり、検索範囲を広げたり狭めたりして解決する場合が少なくありません。さらに、医中誌Webにはシソーラスや様々な条件でのフィルターが搭載されているので、検索ロジックと収載されているデータやその構成を理解し、検索結果と同時に提示される検索式を読み解きながら「どうしてヒットするのか、しないのか」を意識するだけで効率的な検索が実現します。

本書は、諏訪部直子氏が主著者として執筆された初版の土台を活かし、具体的な検索事例を通して、必要な文献情報にたどり着ける手順を解説しています。しかし、検索式の組み立て方は正解がひとつではなく、テーマや状況に応じていくつかの方法が考えられることをご理解ください。
大学の医学図書館で欠かせないツールとして「国内の医学文献と言えば医中誌」を刷り込まれ、データベースの進化を図書館員として興味深く体験するだけでなく、仕組みや機能を利用者に伝える難しさを経験してきました。本書が文献情報を得たい方、それを支える方々のヒントとなり、医中誌Webを存分に活用してくだされば幸いです。

最後になりましたが、執筆にあたり次の方々に大変お世話になりました。
㈲Voicingの福田良一様にはレイアウトとデザインに細やかなご配慮をいただきました。特定非営利活動法人医学中央雑誌刊行会の松田真美様、黒沢俊典様、白土裕子様にはコラムをご執筆いただきました。さらに白土様には内容確認やスケジュール調整含め、原稿完成に向けて相棒ともいえるポジションで支えていただきました。そして特定非営利活動法人日本医学図書館協会の出版委員会と事務局の皆様には、出版に関わる手配にご尽力いただきました。ここに深く感謝申し上げます。

2023年2月
杏林大学医学図書館　笹谷裕子

目次

5章 目的別の検索例

6章 テーマによる検索例

7章 思うように検索ができないとき

8章 便利な機能

目次

9章 用語説明

10章 文献入手方法

コラム

Ⅰ. 概要・基本情報

Ⅰ. 概要・基本情報

1 医中誌Webについて

医中誌Webは、特定非営利活動法人医学中央雑誌刊行会が提供する、日本の医学論文情報検索のためのインターネットサービスです。その起源は古く、1903年に創刊された「医学中央雑誌」という医学論文抄録誌にさかのぼります。創刊後は長い間、冊子の形態で刊行されていましたが、約90年後の1992年にCD-ROM版の提供が開始されました。それまで手作業で紙をめくりながら探していた医学論文を、コンピュータで検索できるようになったのは画期的なことでした。また2000年にはインターネットで提供が始まり、契約範囲内のインターネット接続コンピュータであればどこからでも利用できるようになり、さらに便利になりました。それに伴い冊子体の利用は減り、2002年に発行を終了しました。

冊子体の発行は終了しましたが、創刊号からコンピュータによる編集が始まった1983年3月までのバックナンバーは国立国会図書館デジタルコレクションで画像が公開されています。(p.12 コラム「OLD医中誌と国立国会図書館デジタルコレクション」参照)
一方で、創刊号までさかのぼって書誌情報をデータ化する「OLD医中誌プロジェクト」が進行中で、現在は1946年までのデータが医中誌Webに追加されています。

医中誌Webの利用は有料です。契約の種類については1章3「医中誌Webを利用するには」をご覧ください。

2 医中誌に収載されている情報

2-1)基本情報

医中誌Webには、医学、歯学、薬学、看護学、獣医学分野および関連分野の、日本で発行される学会誌・協会誌・研究会誌、業界誌、商業誌、大学・研究所・病院・学術団体の紀要、研究報告に掲載される論文情報が収録されています。収録されているデータの基本情報は以下のとおりです。2022年8月1日の更新でデータ数が1,500万件を超えました。

収載誌数	5,020誌 (2023年1月現在収載継続中) 7,922誌 (改題、休刊、廃刊を含む)
データ数	15,156,763件 (2023年1月)
対象年	1946年〜現在
データ更新	毎月2回 (1日、16日)
年間増加数	40万件程度

2-2)収載されている論文の種類と割合

論文種類	概要	割合
原著論文	独創性、新規性のある研究論文。具体的には、目次や論文の冒頭に「原著」「原著論文」と記載されているもの、「著者名と所属があり、目的・対象・方法・結果・考察・結論」の論文形式になっているもの、「抄録・図・表・写真・参考文献」があるもの、「症例報告」を原著論文としている。	27.40%

会議録	学会などで行われる研究発表の要旨、抄録および会報。	58.34%
解説	あるテーマについて、その分野の専門家が解説した記事。	12.00%
総説	あるテーマについて、関連文献に基づいて既知の事項、動向、研究状況、課題などを総括的に論評した論文、または「レビュー」「総説」と明記されている記事。	0.67%
Q&A	質疑応答で構成された記事。または「Q&A」「質疑応答」等と明記されている記事。	0.34%
図説	写真、図、データに何らかの説明が付されている記事。「図説」「アトラス」等と明記されている記事。	0.44%
座談会	対談形式で構成されている記事。「座談会」「対談」「鼎談」等と明記されている記事。	0.09%
講義	聴衆や学生を相手に行った講義。「最終講義」「臨床講義」と明記された記事。学会やシンポジウムなどで行われる講演は含まない。	0.02%
レター	手紙形式の記事。「編集者への手紙」「Letter to the editor」「著者からの返事」「Author's Reply」と明記されている記事。	0.09%
症例検討会	実際の症例を取り上げて、病歴、診察所見、検査所見に基づいて、診断、治療、予後、患者教育、看護の方法などについて討議する形式で掲載された記事。討議のやりとりが省かれ、討議の結果と考察のみの記事も含む。「症例検討会」「クリニカルカンファレンス」「ケースカンファレンス」「事例検討会」「臨床病理検討会」「CPC」等と明記されている記事。	0.04%
コメント	ある論文についての批評的または説明的な記事。「コメント」「コメンタリー」「エディトリアルコメント」等と明記されている記事。	0.04%
一般	他のいずれの論文種類にも該当しないが、内容に価値のある記事。	0.33%
症例報告	臨床で経験した疾病の診断・治療・予後などの報告。看護文献は含まれない。必ず他の論文種類と組み合わせて索引される。	15.11%

※割合は2023年1月現在

2-3）抄録

医中誌Webに収録されている論文情報データの約22%に抄録が付いています。抄録付与率は論文種類によって異なり、原著論文が約60%、総説が約40%、解説が約18%、その他は約7%です。医中誌Webの抄録は、2002年まで著者以外の専門家が作成する第三者抄録のみでしたが、2003年以降はデータ提供の迅速化のため、著者が作成した抄録も使うようになりました。現在は、年間約5割が著者抄録です。

2-4）収載対象でないもの
収載対象とならない雑誌
- 海外発行の雑誌（ただし、日本の学会等により編集されているものは収載）
- 単行本、不定期刊行物、新聞（ただし、MOOKは収載）
- 海外雑誌掲載論文を紹介することが主旨の雑誌
- 取材記事中心の商業誌
- 消費者向け商業誌
- 患者会誌、患者向け商業誌

I 概要・基本情報

II 基本的な検索の流れ

III 検索してみよう

IV シソーラスを活用しよう

V 目的別の検索例

VI テーマによる検索例

VII 思うように検索ができないとき

VIII 便利な機能

IX 用語説明

X 文献入手方法

- 病院、企業の広報誌
- 学会、病院等のニュースレター
- 医学関係記事が毎号掲載されるとは限らない雑誌
- 厚生労働省の研究報告
- 内容が通常号にも掲載された学会プログラム・抄録集
- データや業績などのみの定期刊行物（業績集、年報）
- 学位論文（集）
- 掲載論文の書誌情報に不備がある雑誌

収録対象とならない記事
- インタビュー
- 巻頭言、エッセイ、訪問記、施設紹介
- 書評
- 学会記事中の座長報告
- 海外の文献の抄録、紹介
- 学会抄録（会報）で、標題のみで本文のない文献
- 学位論文の要旨

3 医中誌Webを利用するには

医中誌Webは有料サービスなので、利用するには契約をする必要があります。契約には、機関向けの法人契約と個人向けの医中誌パーソナルWebがあります。

3-1）法人契約

大学、病院、研究所、企業などの団体は年間固定料金による契約となります。アクセス方法は、IPアドレス認証、IDとパスワードによる認証、IPアドレス認証とID・パスワード認証の併用、の3通りから選べます。料金は同時アクセス数や機関の種別・規模などによって変わります。申込み方法や料金については、下記URLの医学中央雑誌刊行会ウェブサイト「法人・機関等でのご利用　ご契約プランと料金」を参照してください。

https://www.jamas.or.jp/service/ichu/fee.html

3-2）個人契約

医中誌パーソナルWebは月額基本料金で利用できる個人契約サービスです。アクセスはID・パスワードで行います。2種類の月間基本利用時間プランがあり、8時間2,200円（税込）、20時間4,400円（税込）から選べます。基本利用時間を超過する場合は1時間あたり880円（税込）です（※）。申込みと支払いは、So-netあるいはm3.comで行います。詳細は下記URLの医学中央雑誌刊行会ウェブサイト「個人でのご利用　料金とお申込み方法」を参照してください。

https://www.jamas.or.jp/service/ichu_p/fee.html

※ 価格は2023年1月現在

医学中央雑誌の創刊と医中誌Web

医中誌Webの前身は「医学中央雑誌」という医学論文専門の抄録誌でした。抄録誌とは、論文のタイトル、著者、掲載雑誌などの基本的な書誌情報と要旨を集め、探しやすくするために索引をつけた文献検索ツール（二次資料）です。医学中央雑誌はドイツで発行されていた抄録誌「医学全科中央雑誌"Centralblatt fur die gesammte Medicin"」をモデルにし、医師の尼子四郎によって1903（明治36）年に創刊されました。現存する医学系の二次資料としてはアメリカのIndex Medicusに続いて2番目に古いものです[1]。

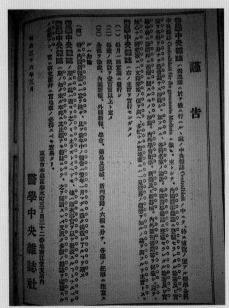

医学中央雑誌創刊時の謹告

創刊にあたっての「謹告」によれば、「国内医学雑誌に掲載されている論文と実験を各科ごとにもれなく抄録する」こ

とを掲げ、「多忙な臨床家が一通り目を通せば医学界の趨勢を知ることができる」ことを主旨とし、「これを読めば多数の医学雑誌を読む必要はない」というほど広範な医学論文をカバーしていました。その当時も医学界においては最新の文献情報に対するニーズが高く、文献収集にかける医師の負担が大きかったことが推測できます。創刊時の収録文献数は年間約2,000件で、現在の40万件程度と比べるとかなり少なかったとはいえ、流通環境が今ほど発達しておらず、情報のデジタル化という概念すらなかった時代に、医学雑誌をひとつひとつ集め、手作業でデータを整備し、出版するのは大変な労力であったことが想像できます。西欧列強と肩を並べることをめざし富国強兵に邁進していた明治時代の日本にあって、医学の西洋化と進歩が求められることは必然であり、医学界の痛切な要望と創始者尼子四郎の高い使命感が重なり実現した事業といえます。

それから100年以上たった今日、医中誌Webは「多数の医学雑誌を読まなくてもよい」ことよりも「多数の医学雑誌に散在している情報を効率的に見つける」ことに主眼を置き、紙からデジタルへと形態を変えながらも、主要な文献検索ツールとして変わらずに存在しています。

（諏訪部 直子）

1) 斎藤晴恵. 尼子四郎と夏目漱石. 医学図書館　2006;53(1):60-4.

OLD医中誌と
国立国会図書館デジタルコレクション

2000年に医中誌Webのサービスが始まった当初の検索可能範囲は1983年4月以降の医学中央雑誌冊子体に掲載された文献情報でした（※）。2014年から始まったOLD医中誌化プロジェクトによって、1983年3月以前の情報が遡及してデータ化されました。現在は1946年から1983年4月までの文献情報がOLD医中誌データとして検索可能となっています。

一方、国立国会図書館は2009年から貴重書のデジタル化を進めており、1ページずつ画像データにして「国立国会図書館デジタルコレクション」（https://dl.ndl.go.jp/）という形で提供しています。その一環で、医学中央雑誌創刊号の1903年から1983年3月までの冊子体が画像化され収録されています（https://dl.ndl.go.jp/pid/1866385）。日本で一番古い抄録索引誌として、歴史的に価値のある資料が誰でも使える形で公開されていることは、喜ばしいことです。

さらに、医中誌WebのOLD医中誌データは国立国会図書館デジタルコレクションとリンクしており、検索結果からクリックひとつで医学中央雑誌冊子体の該当ページ画像を表示させることができます。

一般的に、画像の形でデジタル化された貴重書は、検索機能が十分ではない場合が多いのですが、医中誌Webとリンクさせることでその検索インターフェースを使いながら、古い文献の原文にたどりつくことができるため、利便性が大きく向上しました。OLD医中誌のデータは今後もより古いデータを遡及し創刊号まで追加していく予定です。完成するまでの間は、国立国会図書館デジタルコレクションの全文検索機能でキーワード検索することで補完できます。

デジタル化された古い情報は現在の臨床に直接役立てることはできないかもしれませんが、明治時代からの医学者の業績や治療方法の変遷などを調べることができる貴重なものです。120年以上前からコツコツと編集されてきた日本の医学文献情報が、このような形で蘇り活用可能となったことに感無量です。

（諏訪部 直子）

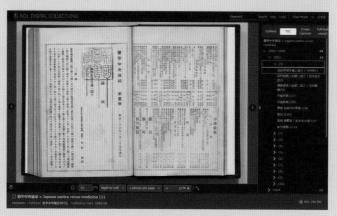

医学中央雑誌創刊号　国立国会図書館デジタル化資料より

※ サービス開始当初の検索可能範囲は1994年以降のデータでしたが、その後2001～2002年にかけて1983年データまで遡及追加しました。

Ⅱ.基本的な検索の流れ

Ⅱ. 基本的な検索の流れ

基本的な検索の流れは以下のようになります。
1. ログイン ⇒ 2. 検索語 (キーワード) を入力して検索実行 ⇒ 3. 検索結果表示
⇒ 4. 検索結果の出力・保存 ⇒ 5. 終了

この章では、「膵炎」に関する論文の検索例を示しながら説明します。

1 ログイン

医中誌Webにアクセスします。
- 法人契約　https://login.jamas.or.jp/
- 個人契約　https://login.jamas.or.jp/enter_personal.html

ログインすると、以下の検索画面になります。

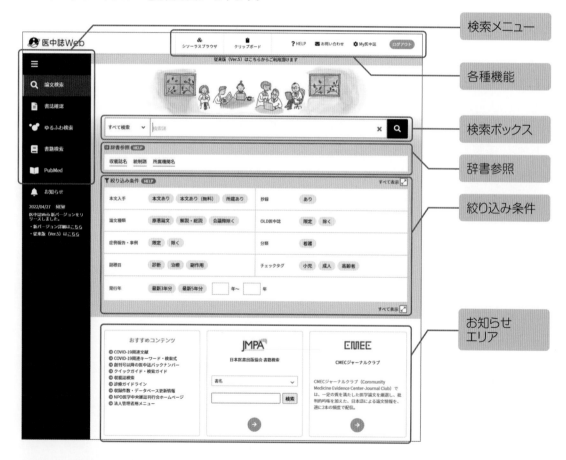

2 検索語を入力して検索実行

検索ボックスに検索語を入力します。検索語として使うのは、論文の内容 (主題) を表す言葉が一般的です。
①検索ボックスに「膵炎」と入力して、②検索ボタンをクリックします。

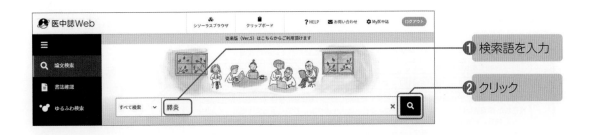

① 検索語を入力

② クリック

③検索式と検索結果の文献数が表示されます。

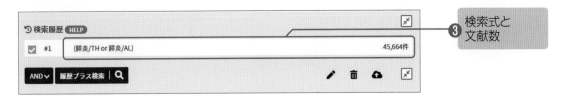

③ 検索式と
文献数

3 検索結果表示

3-1) 標準的な検索結果表示

検索実行後は、画面の下部に検索結果の文献情報が、新しいものから順に一覧表示されます。この時点では、簡易情報（タイトル、著者、雑誌名、巻、号、ページ、発行年月等）が表示されます。初期設定では1ページに30件表示されます。次のページに移るときは、一覧表示の右上にある「>」をクリックします。ページ数を指定して「Go」をクリックすることでページを移動することもできます。

検索結果一覧　簡易表示

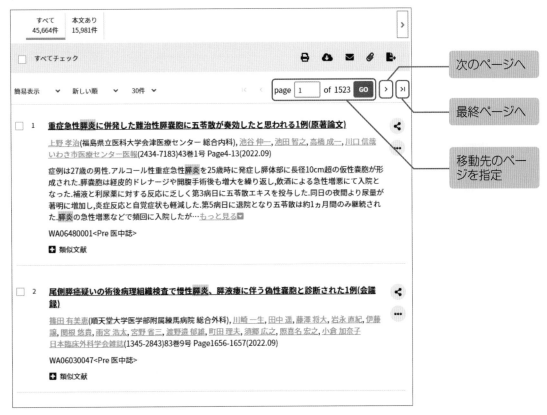

次のページへ

最終ページへ

移動先のページを指定

I 概要・基本情報

II 基本的な検索の流れ

III 検索してみよう

IV シソーラスを活用しよう

V 目的別の検索例

VI テーマによる検索例

VII 思うように検索ができないとき

VIII 便利な機能

IX 用語説明

X 文献入手方法

簡易表示の項目

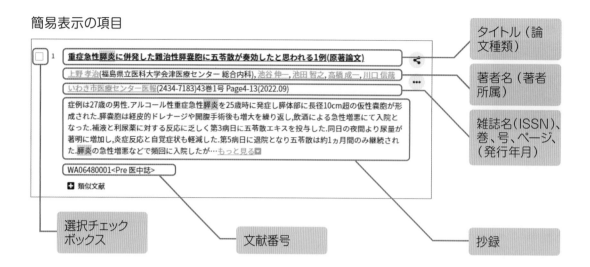

- タイトル（論文種類）
- 著者名（著者所属）
- 雑誌名（ISSN）、巻、号、ページ、（発行年月）
- 選択チェックボックス
- 文献番号
- 抄録

3-2）詳細表示

抄録、シソーラス用語（4章1「シソーラス」参照）などを含めた、すべての項目を表示させるには、タイトル部分をクリックします。ただし、この方法では1件ずつしか表示できません。ページに表示されているすべての文献を詳細表示するには、検索結果上部に表示されている「簡易表示」をクリックし、「詳細表示」を選択します（①）。特定の文献だけを詳細表示する場合は、文献の「選択チェックボックス」をクリックしてチェックを入れてから表示内容の変更を行ってください。

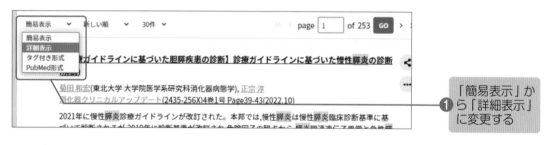

❶「簡易表示」から「詳細表示」に変更する

詳細表示

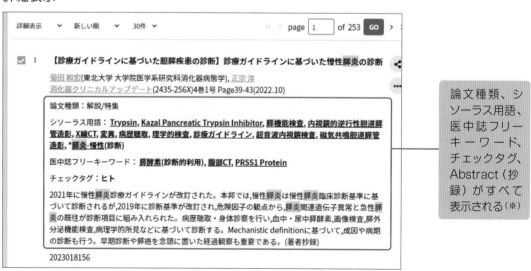

論文種類、シソーラス用語、医中誌フリーキーワード、チェックタグ、Abstract（抄録）がすべて表示される（※）

（※）Pre医中誌（3章7-1）Ⓔ「文献番号」参照）データにはシソーラス用語、医中誌フリーキーワード、チェックタグはついていません。

| I 概要・基本情報 |
| II 基本的な検索の流れ |
| III 検索してみよう |
| IV シソーラスを活用しよう |
| V 目的別の検索例 |
| VI テーマによる検索例 |
| VII 思うように検索ができないとき |
| VIII 便利な機能 |
| IX 用語説明 |
| X 文献入手方法 |

4 検索結果の出力・保存

検索結果の出力・保存にはいくつか方法がありますが、ここでは必要な文献の情報を印刷する方法を説明します。他の方法については8章1「検索結果の保存・利用」で紹介します。

印刷は、ブラウザの印刷機能を使ってもできますが、画面の装飾やレイアウトを含め文献情報とは関係ないものまで印刷してしまうので、**医中誌Webについている印刷機能を利用しましょう**。印刷したい文献にチェックを入れます。現在のページの文献すべてを印刷したい場合はすべてチェックをクリックします。1,000件までは複数ページにわたるチェックも有効です。チェックができたらプリンタのアイコンをクリックします。

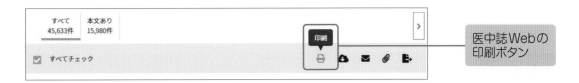

クリックすると、下のウィンドウが出てくるので、それぞれ必要な項目を選びます。

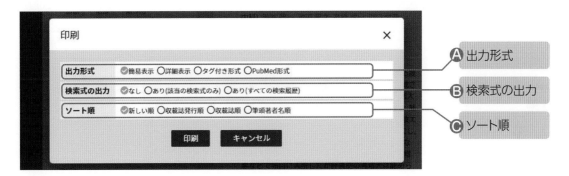

Ⓐ出力形式

| 出力形式 | ✅簡易表示 ⚪詳細表示 ⚪タグ付き形式 ⚪PubMed形式 |

簡易表示
タイトル、著者、雑誌名、ISSN、巻・号・ページ、発行年月、論文種類、文献番号を印刷します。
詳細表示
簡易表示の項目のほか、シソーラス用語、医中誌フリーキーワード、チェックタグ、抄録が印刷されます。
タグ付き形式
3章7-2)「検索結果表示の変更」を参照。この形式は印刷ではほとんど使用しません。
PubMed形式
3章7-2)「検索結果表示の変更」を参照。この形式は印刷ではほとんど使用しません。

> **ワンポイント**
> リンクアイコン（3章7-1）Ⓕ「各種リンク」参照）がある場合、簡易表示、詳細表示で出力するとアイコンも印刷されます。

❸検索式の出力

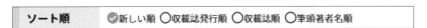

検索式を印刷するかどうか、指定します。印刷する場合、当該検索の式のみか、検索履歴をすべて印刷するか、選ぶことができます。

❸ソート順

検索結果の印刷順序が指定できます。詳細は3章7-2)「検索結果表示の変更」の「ソート順」を参照してください。

5 終了

検索を終了するときは、必ず医中誌Web画面右上の「ログアウト」をクリックします。ブラウザの画面を閉じただけでは、医中誌Webが終了したことが認識されず、しばらくの間接続されたままになってしまいます。

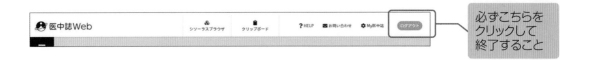

ログアウト画面。これで終了しました。

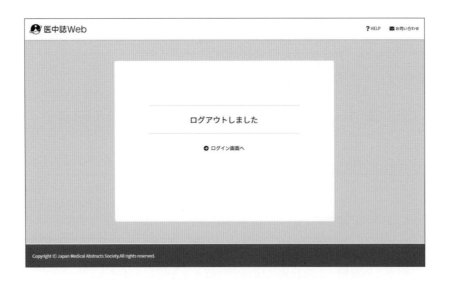

Ⅲ. 検索してみよう

Ⅲ. 検索してみよう

1 入力規則

検索語の入力規則は以下の通りです。

文字の種類

漢字、ひらがな、カタカナは全角、英数字は半角。

検索文字数

日本語は1文字以上、英数字は2文字以上。

スペース、記号を含む場合

単語と単語の間にスペースを含む外国語などは、キーワード全体をダブルクォテーション「" "」で囲みます。

例："helicobacter pylori"

アルファベットの大文字と小文字

大文字と小文字の違いはなく、同一文字として認識されます。

例：COPD、Copd、copdは同じ検索結果となります

完全一致

入力したキーワードと完全一致検索をしたい場合は角括弧[ ]で囲みます。ただし完全一致検索できるのは著者名、収載誌名、所属機関名、特集名の4種類です。

例：[山本裕]で検索すると山本裕之、山本裕香は検索の対象となりません

項目の指定

タグ（項目名を表す記号）を使用すると、項目を指定して検索ができます。一次検索項目と絞り込み項目の2種類があり、それぞれ使い方が異なります。

・一次検索項目（論文の構成要素となる項目　3章5「項目指定検索」を参照）

　　検索語の後ろにスラッシュ（/）とタグを入力します。

　　例：山本裕/AU（著者名「山本裕」を検索）

　　　　ICUとCCU/JN（収載誌名「ICUとCCU」を検索）

・絞り込み項目（論文の条件となる項目　3章6「絞り込み」を参照）

　　タグと検索語をイコール（=）で結びます。

　　例：TD＝2022（出版年が「2022年」）

　　　　RD＝比較研究（研究デザインが「比較研究」）

著者名

・姓と名の間にスペースを入れない

・欧文著者名は英字で姓名の順。間にスペースを入れない

詳細は5章2「著者名で検索する」を参照。

---

2 論理演算子による検索

論理演算子 and、or、not を使うと、検索語や検索結果をかけ合わせたり、足したり、引いたりして、より適切な文献集合にすることができます。かけ算（論理積）には "and"、足し算（論理和）には "or"、引き算（論理差）には "not" を使います。大文字と小文字の違いは認識されませんので、どちらを使っても同じ検索結果となります。論理積の演算子 and は省略することもできます。

A and B（論理積）	A or B（論理和）	A not B（論理差）
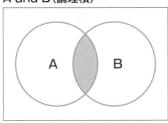	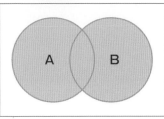	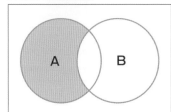

例： 糖尿病 and 膵炎 → 糖尿病と膵炎の両方を含む文献
　　糖尿病 or 膵炎 → 糖尿病あるいは膵炎のどちらかを含む文献
　　糖尿病 not 膵炎 → 糖尿病のうち膵炎は含まない文献

3 一度に複数の検索語を使う

複数の検索語をすべて含む検索をする場合は、検索語をスペースで区切って入力します。スペースはand検索とみなされます。例として「膵炎」と「糖尿病」で検索します。①検索語を入力し、②検索ボタンをクリックします。

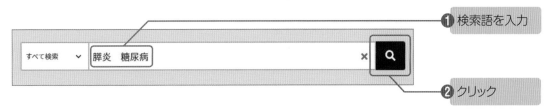

❶ 検索語を入力
❷ クリック

検索式と検索結果の文献数が表示され、検索を実行するたびに履歴として蓄積されます。履歴が多くなってくると行数が増え画面が見にくくなってきますが、⬈ をクリックすることで、最新の検索履歴一行のみの表示に切替えることができます。一行表示から全履歴表示の切替えは同じ位置の ⬈ で行います。

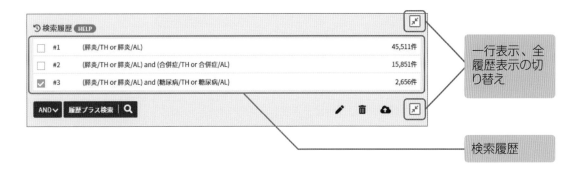

一行表示、全履歴表示の切り替え

検索履歴

I 概要・基本情報
II 基本的な検索の流れ
III 検索してみよう
IV シソーラスを活用しよう
V 目的別の検索例
VI テーマによる検索例
VII 思うように検索ができないとき
VIII 便利な機能
IX 用語説明
X 文献入手方法

4 履歴プラス検索

検索するごとに残る検索履歴を利用して論理演算検索をすることができます。

①検索したい履歴（ここでは#2と#3）にチェックを入れ、②演算子を確認し、③履歴プラス検索ボタンをクリックします。下の例では、「膵炎」「糖尿病」「合併症」のキーワードすべてを含む文献を検索しています。

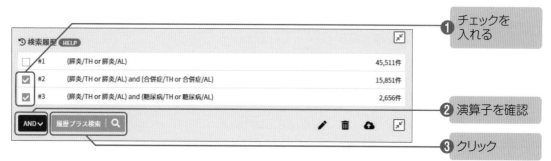

❶ チェックを入れる

❷ 演算子を確認

❸ クリック

下図のように検索履歴が追加されます。

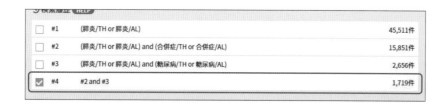

検索ボックスに「#2 and #3」と直接入力して検索実行しても同じ結果となります。

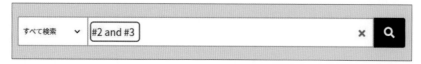

5 項目指定検索

タイトルに「慢性膵炎」と「遺伝子異常」が含まれている論文を検索したい場合を例にします。

項目を指定せずに二つのキーワードを検索語とした場合、226件ヒットしました。結果を見ると、内容が「慢性膵炎」「遺伝子異常」の論文は多くヒットしていましたが、タイトルにそれらの語が含まれている文献がなかなか見つけられません。

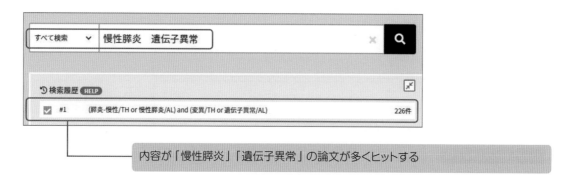

内容が「慢性膵炎」「遺伝子異常」の論文が多くヒットする

項目指定検索をするには、以下の2種類の方法があります。

5-1) 検索メニューを利用した項目指定検索

①検索語を検索ボックスに入力します。②検索ボックスの左側の「⌄」をクリックし、展開したメニューから「タイトル」を選びます。③検索ボタンをクリックします。

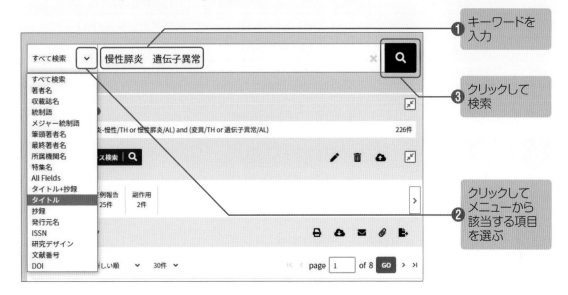

④その結果、17件に絞り込まれました。

☐	#1	(膵炎-慢性/TH or 慢性膵炎/AL) and (変異/TH or 遺伝子異常/AL)	226件
☑	#2	慢性膵炎/TI and 遺伝子異常/TI	17件

5-2) 検索式を直接入力する項目指定検索

タイトル、著者名など、論文を構成する要素となる「一次検索項目」は、以下のとおり17種類あります。各項目を表す文字列を「タグ」と言います。

入力は「検索語/タグ」のようにします。5-1) の例はタイトルを表す「TI」を使い、「慢性膵炎/TI and 遺伝子異常/TI」と入力しても同じ検索ができます。

一次検索項目タグの一覧

項目名	タグ	入力例
著者名	AU	小林徹/AU
収載誌名	JN	病理と臨床/JN
統制語	TH	肺腫瘍/TH
メジャー統制語	MTH	肺腫瘍/MTH
筆頭著者名	FAU	小林徹/FAU
最終著者名	LAU	小林徹/LAU
所属機関名	IN	東京大学/IN
特集名	SP	院内感染/SP
All Fields	AL	院内感染/AL
タイトル＋抄録	TA	遺伝子異常/TA

Ⅰ 概要・基本情報
Ⅱ 基本的な検索の流れ
Ⅲ 検索してみよう
Ⅳ シソーラスを活用しよう
Ⅴ 目的別の検索例
Ⅵ テーマによる検索例
Ⅶ 思うように検索ができないとき
Ⅷ 便利な機能
Ⅸ 用語説明
Ⅹ 文献入手方法

タイトル	TI	遺伝子異常/TI
抄録	AB	遺伝子異常/AB
発行元名	PN	医学書院/PN
ISSN	IS	1347-8168/IS
研究デザイン	RD	メタアナリシス/RD
文献番号	UI	201280126/UI
DOI	DOI	"10.19020/J01937.2014195106"/DOI

6 絞り込み

ヒットした文献が多すぎる場合や、不要な文献が多く含まれる場合は、条件による絞り込みをします。

6-1) 検索後の絞り込み

①検索をすると検索結果の 左側に絞り込み条件が表示されます。

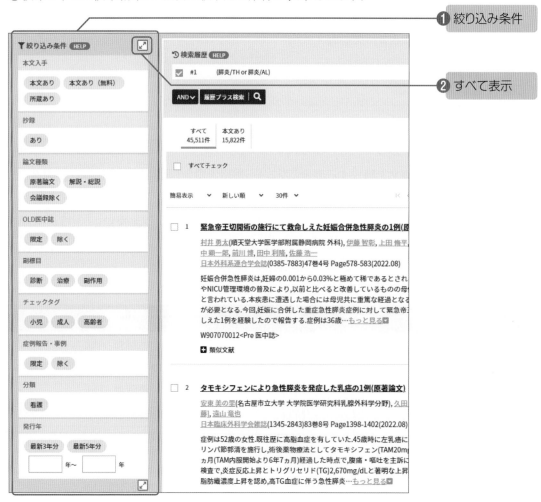

②🔳 をクリックしてすべての絞り込み条件を表示します。③ここでは膵炎の検索結果を「ヒトを対象とした、最新5年分の会議録以外の症例報告」に絞り込みます。条件を指定したら④🔳 をクリックして簡易表示に戻ります。

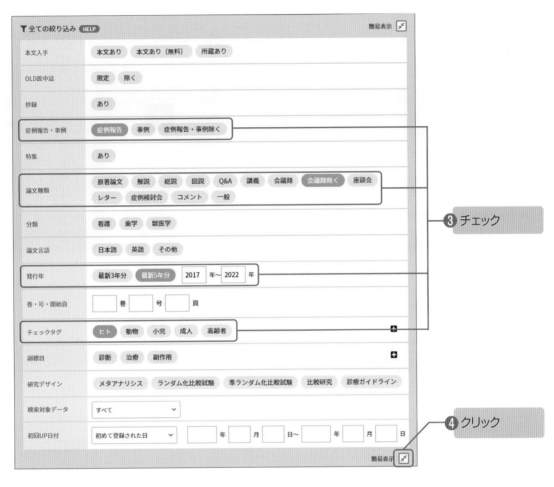

③ チェック

④ クリック

⑤チェックが入っている検索履歴に対するand検索になるよう「履歴プラス検索」をクリックします。

❺ チェックを確認して履歴プラス検索をクリック

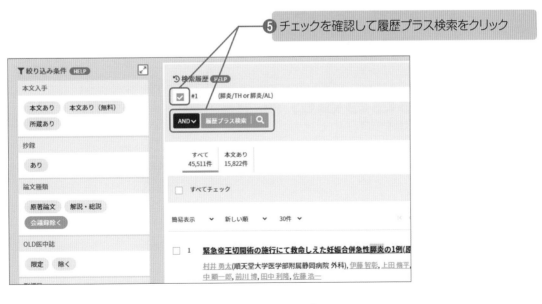

⑥絞り込んだ結果は検索履歴に次のように表示されます。

❻ 検索後に絞り込んだ結果

| | #1 | (膵炎/TH or 膵炎/AL) | 45,511件 |
| ☑ | #2 | (#1) and (DT=2017:2022 (PT=症例報告) AND (PT=会議録除く) CK=ヒト) | 701件 |

I 概要・基本情報

II 基本的な検索の流れ

III 検索してみよう

IV シソーラスを活用しよう

V 目的別の検索例

VI テーマによる検索例

VII 思うように検索ができないとき

VIII 便利な機能

IX 用語説明

X 文献入手方法

6-2）事前絞り込み

検索ボックス下の「絞り込み条件」で設定を行うと、検索実行の前にあらかじめ絞り込み条件を設定することができます。ここでは検索ボックスに検索語が入っていないと検索実行できません。

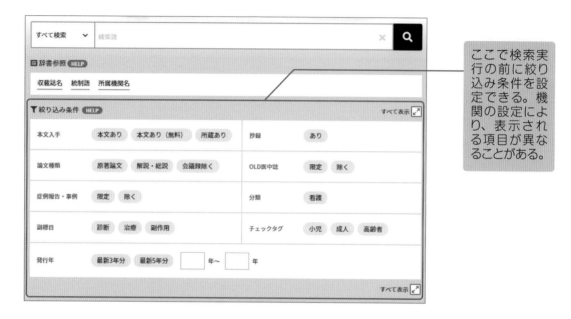

> ここで検索実行の前に絞り込み条件を設定できる。機関の設定により、表示される項目が異なることがある。

ワンポイント
事前絞り込みまたは検索後の画面左側で「解説・総説」を指定した場合と、絞り込み条件をすべて表示して「解説」と「総説」を指定した場合では、結果が異なります。検索対象となる論文種類の範囲が異なるからです。「解説・総説」の絞り込みでは「解説」「総説」のほか、「図説」「Q&A」「講義」が対象となります。

6-3）絞り込み条件の項目

絞り込み条件には以下の項目があります。

Ⓐ 本文入手情報

「本文あり」　オンラインで本文が提供されている論文。有料・無料を含む。

「本文あり（無料）」　オンラインで無料の本文が提供されている論文。

「所蔵あり」　契約機関に雑誌がある論文。

機関の設定により、表示される項目が異なることがあります。

Ⓑ OLD医中誌

OLD医中誌（3章7-1）Ⓔ「文献番号」参照）のデータに限定したり、除いたりすることができます。

	絞り込み条件 HELP		簡易表示

上記の絞り込み画面の項目（A〜O）を示す図です。

Ⓒ 抄録

抄録付きの論文に限定します。

Ⓓ 症例報告・事例

「症例報告」「事例」に分類された論文、あるいは「症例報告・事例以外」の論文に限定します。

Ⓔ 特集

特集記事に限定します。

Ⓕ 論文種類

論文の種類を限定します。（論文種類については1章2-2）「収載されている論文の種類と割合」参照）

Ⓖ 分類

看護学、歯学、獣医学分野の論文に限定します。

Ⓗ 論文言語

日本語、英語、その他の言語に限定します。

Ⓘ 発行年

収載誌の発行年を範囲指定することができます。始まりの年だけを入れると指定年以降、終わりの年だけを入れると指定年以前になります。最新3年分または5年分を選択すると、自動的に発行年の範囲が入力されます。

Ⓙ 巻・号・開始頁

論文収載誌の巻、号、開始ページを限定します。

I 概要・基本情報
II 基本的な検索の流れ
III 検索してみよう
IV シソーラスを活用しよう
V 目的別の検索例
VI テーマによる検索例
VII 思うように検索ができないとき
VIII 便利な機能
IX 用語説明
X 文献入手方法

Ⓚ チェックタグ

研究対象を選びます。 ⊞ をクリックするとさらに詳細な指定ができます。

ヒトに関するチェックタグは年齢区分、性別、その他（妊娠に関する論文）を、動物に関するチェックタグは動物の種類、性別、その他（妊娠に関する論文）を指定することができます。（チェックタグについては9章2「チェックタグ」参照）

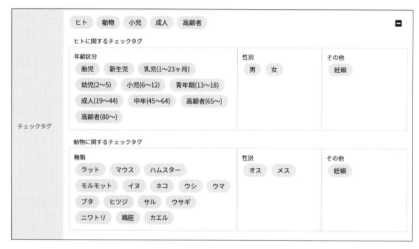

Ⓛ 副標目

治療、診断、副作用に関する論文を絞り込みます。 ⊞ をクリックするとさらに詳細な指定ができます。（副標目については9章1「副標目」参照）

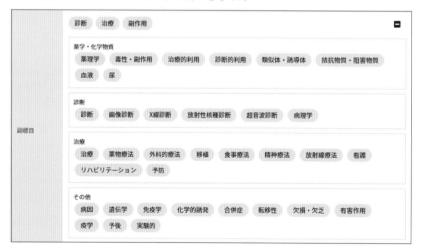

Ⓜ 研究デザイン

エビデンスグレードの高い研究に絞り込みます。メタアナリシス、ランダム化比較試験、準ランダム化比較試験、比較研究、診療ガイドラインの5種類の研究デザインがあります。

Ⓝ 検索対象データ

医中誌Webのデータ更新状況で絞り込みます。Pre医中誌（3章7-1）Ⓔ「文献番号」参照）、最新更新分、OLD医中誌に限定したり除いたりすることができます。

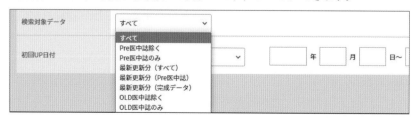

◉ 初回UP日付

医中誌Webにデータが登録された日付を範囲指定します。

「初めて登録された日」は、データが医中誌Webに登録されPre医中誌の状態となった日付です。

「INDEXING完了後初めて登録された日」は、上記の状態のデータに索引が付与され、完成状態に変わった日付です。

6-4）絞り込み条件の考え方

絞り込み検索で複数の条件を指定した場合、同じ項目内はor検索、異なる項目同士はand検索となります。

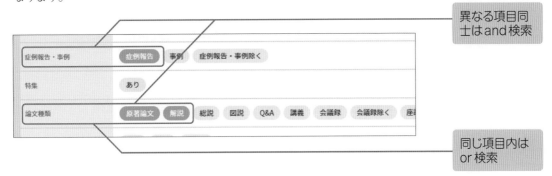

異なる項目同士はand検索

同じ項目内はor検索

例えば、上図のような指定をすると、(PT=症例報告 and （PT=原著論文 or PT=解説)）という検索式になります。

6-5）絞り込み条件の直接入力

絞り込み条件は項目と条件を検索式にして直接入力することができます。通常、絞り込みとは何らかの検索をした結果からさらに選び出したり範囲を限定したりするものですが、この方法を使うと絞り込む項目のみで検索することができます。例えば「本文付きの論文はどのくらいあるんだろう」といったことを調べるときに使うことができます。

絞り込み項目は以下のとおり17種類あり、「タグ=検索語」のように入力します。

絞り込み項目タグ一覧

条件種類	項目	タグ	入力例
本文入手情報	本文あり	FT	FT=Y
	無料本文あり	FTF	FTF=Y
抄録	あり	AB	AB=Y
所蔵	あり	PJ	PJ=Y
論文種類	症例報告、事例、症例報告除く、特集、原著論文、解説、総説、図説、Q&A、講義、会議録、会議録除く、座談会、レター、症例検討会、コメント、一般	PT	PT=症例報告
分類	看護、歯学、獣医学	SB	SB=看護
論文言語	日本語、英語、その他	LA	LA=英語
収載誌発行年	―	DT	DT=2020：2022

I 概要・基本情報
II 基本的な検索の流れ
III 検索してみよう
IV シソーラスを活用しよう
V 目的別の検索例
VI テーマによる検索例
VII 思うように検索ができないとき
VIII 便利な機能
IX 用語説明
X 文献入手方法

巻・号・開始頁	巻	VO	VO=14
	号	IP	IP=3
	開始ページ	PG	PG=305
チェックタグ	9章2「チェックタグ」参照	CK	CK=ヒト
副標目	9章1「副標目」参照	SH	SH=薬物療法
研究デザイン	メタアナリシス、ランダム化比較試験、準ランダム化比較試験、比較研究、診療ガイドライン	RD	RD=メタアナリシス
検索対象データ	Pre医中誌	DATA	DATA=pre
	Pre医中誌除く		DATA=exceptpre
	最新更新分（すべて）		DATA=latest
	最新更新分（Pre医中誌）		DATA=latestpre
	最新更新分（完成データ）		DATA=latestnotpre
	OLD医中誌		DATA=old
	OLD医中誌除く		DATA=exceptold
初回UP日付	初めて登録された日	PDAT	PDAT=2020/01/01:2022/12/31
	INDEXING完了後初めて登録された日	IDAT	IDAT=2020/01/01:2022/12/31

7 検索結果表示の変更

7-1）標準の検索結果表示

検索実行後、画面の下部に検索結果の文献情報が、新しいものから順に一覧表示されます。この時点では、タイトルと書誌事項が表示される簡易表示です。抄録がある場合は先頭から200文字程度までが表示されます。初期設定では1ページに30件表示されます。次のページに移るときは、一覧表示の右上にある「>」をクリックします。

著者名のリンクをクリックすると、著者名を検索語にした検索が自動的に実行されます。雑誌名のリンクをクリックすると、雑誌名で検索、または雑誌の詳細情報の表示のどちらかを選択することができます。

検索結果一覧　簡易表示

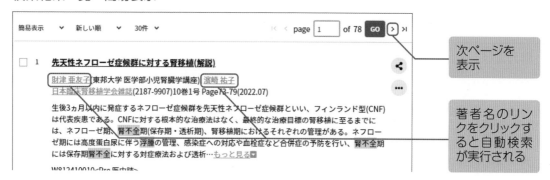

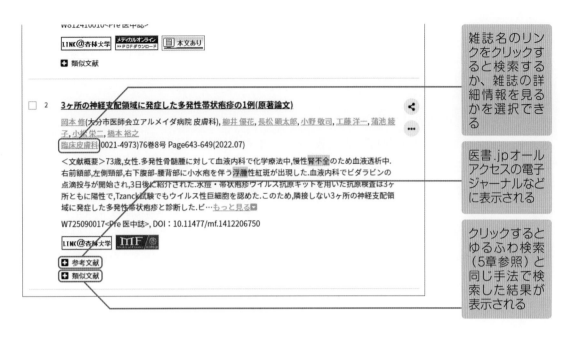

雑誌名のリンクをクリックすると検索するか、雑誌の詳細情報を見るかを選択できる

医書.jpオールアクセスの電子ジャーナルなどに表示される

クリックするとゆるふわ検索（5章参照）と同じ手法で検索した結果が表示される

簡易表示の項目

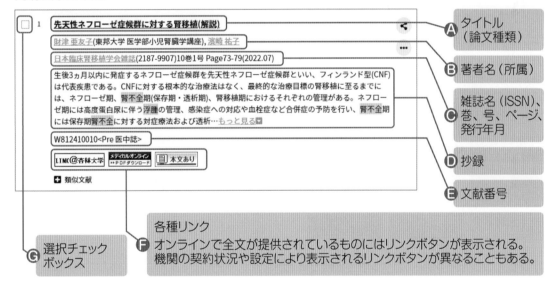

Ⓐ タイトル（論文種類）

Ⓑ 著者名（所属）

Ⓒ 雑誌名（ISSN）、巻、号、ページ、発行年月

Ⓓ 抄録

Ⓔ 文献番号

Ⓖ 選択チェックボックス

Ⓕ 各種リンク
オンラインで全文が提供されているものにはリンクボタンが表示される。機関の契約状況や設定により表示されるリンクボタンが異なることもある。

Ⓐ タイトル

論文につけられている題名です。タイトルの最後に（原著論文）（解説）などという論文種類が記載されていますが、これは医学中央雑誌刊行会が独自に付与した情報で、タイトルには含まれません。論文種類は、検索結果から論文を選ぶときの目安とするほか、絞り込み項目としても使えます。

Ⓑ 著者名

著者全員の氏名と、第一著者の所属が表示されます。著者名についているリンクをクリックすると、その著者が書いた文献が検索できます。

Ⓒ 雑誌名（ISSN）、巻、号、ページ、発行年月

文献の住所ともいえる基本情報です。

雑誌名の後にあるISSN（International Standard Serial Number：国際標準逐次刊行物番号）とは、雑誌を識別するために付けられた世界共通の8桁の番号です。ISSNで検索した場合は、医中誌Webに収録されている範囲でその雑誌に掲載されている全文献が検索されます。

I 概要・基本情報
II 基本的な検索の流れ
III 検索してみよう
IV シソーラスを活用しよう
V 目的別の検索例
VI テーマによる検索例
VII 思うように検索ができないとき
VIII 便利な機能
IX 用語説明
X 文献入手方法

Ⓓ 抄録

抄録がある場合、簡易表示では先頭から200文字程度が表示されます。末尾に「もっと見る」のリンクがあれば展開して全文を表示することができます。

Ⓔ 文献番号

すべての文献に医中誌Web固有の番号が付されています。この番号を使って検索をすることもできます。前頁の例では＜Pre医中誌＞と記載されていますが、これはまだ索引作業が終わっていない仮の番号であることを示しています。索引作業が終了したら、10桁の番号に変更されます。新しく収載された文献の多くはPre医中誌の状態なので、検索結果の最初のページのほとんどがPre医中誌ということもあります。また古いデータには＜Old医中誌＞と記載されています。OLD医中誌は、1983年3月以前の医学中央雑誌（冊子）をデータ化したもので、書誌事項のみが収録されています。どちらも「シソーラス用語」、「医中誌フリーキーワード」が付与されていないので、統制語を指定して検索した場合は結果から漏れてしまうことを念頭に置くことが必要です。

Ⓕ 各種リンク

オンラインジャーナルや関連するデータベースへのリンク、図書館システム（OPACやリンクリゾルバなど）へのリンク、更に、関連する文献へのリンクなどのアイコンが表示されています。

オンラインジャーナルは無料と有料があり、有料の場合は年間購読するか、論文単位での購入となります。大学や病院などの機関に所属している方は、機関で購読していれば無料で利用できます。

※オンラインジャーナルへのリンクの詳細情報については10章1「オンラインジャーナル」を参照してください。

オンラインジャーナルへのリンク（一部またはすべてを無料で読めるもの）

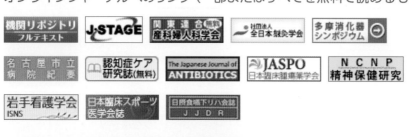

オンラインジャーナルへのリンク（有料サービス）

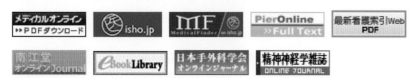

関連するデータベースへのリンク

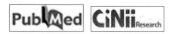

関連する文献へのリンク

関連文献

上記のほかに、所属機関の所蔵ボタンが表示される場合があります。契約機関によって表示されるものが異なりますので、詳細は図書館（室）などの担当部署にお問い合わせください。

Ⓖ 選択チェックボックス

表示変更、印刷やクリップボードへの追加など対象の論文を選ぶときに、ここをクリックしてチェ

ックを入れます。表示されているページのすべてを選択したい場合は「すべてチェック」にチェックを入れます。

7-2）検索結果表示の変更

「表示内容の変更」にあるプルダウンで検索結果一覧の表示形式、ページの表示件数、ソート順を変更することができます。

表示形式

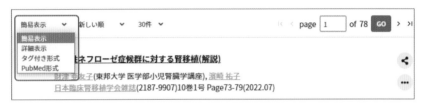

簡易表示

通常の表示形式で、タイトル、著者、雑誌名、ISSN、巻・号・ページ、発行年月、論文種類、文献番号、あれば抄録とリンクが表示されます。

詳細表示

簡易表示の項目のほか、シソーラス用語、医中誌フリーキーワード、チェックタグ、抄録全文が表示されます。

タグ付き形式

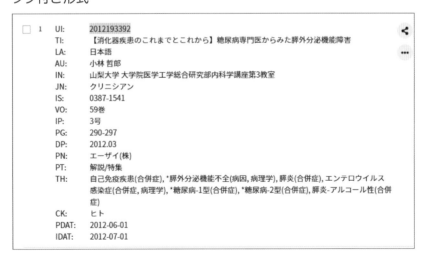

他のソフトにデータを取り込むときなどに使う形式で、医中誌データベースの中で使用している項目名を表すタグ（アルファベットの記号）付で表示されます。

初めて登録された日（PDAT）、INDEXING完了後初めて登録された日（IDAT）など、通常の表示形式にはない項目もあります。シソーラス用語（TH）など、同じ項目に複数のデータがあるときは、ひとつのタグにまとめてデータが表示されます。また、簡易表示、詳細表示ではひとつの項目の中に並べて表示されている、タイトルと論文種類、言語、雑誌のISSNや巻・号・ページは、別個の項目となります。タグは文献管理ソフトなどに文献情報を取り込むときに、項目名をソフト側で識別するために必要な情報となります。

I 概要・基本情報

II 基本的な検索の流れ

III 検索してみよう

IV シソーラスを活用しよう

V 目的別の検索例

VI テーマによる検索例

VII 思うように検索ができないとき

VIII 便利な機能

IX 用語説明

X 文献入手方法

PubMed形式

```
□ 1   UI   -  2012193392
      TI   -  【消化器疾患のこれまでとこれから】糖尿病専門医からみた膵外分泌機能障害
      LA   -  日本語
      AU   -  小林 哲郎
      IN   -  山梨大学 大学院医学工学総合研究部内科学講座第3教室
      SO   -  クリニシアン. 2012.03;59(3):290-297.
      IS   -  0387-1541(Print)
      PB   -  エーザイ(株)
      PT   -  解説
      PT   -  特集
      MH   -  自己免疫疾患(合併症)
      MH   -  *膵外分泌機能不全(病因, 病理学)
      MH   -  膵炎(合併症)
      MH   -  エンテロウイルス感染症(合併症, 病理学)
      MH   -  *糖尿病-1型(合併症)
      MH   -  *糖尿病-2型(合併症)
      MH   -  膵炎-アルコール性(合併症)
      MH   -  ヒト
      EDAT -  2012-06-01
      MHDA -  2012-07-01
```

MEDLINEデータベースで使用されているタグ付きで表示されます。シソーラス用語（MH）など、同じ項目に複数のデータがあるときは、各データにタグが付き、改行して表示されます。タグ付き形式と同様他のソフトに取り込むときに使う形式です。

ソート順

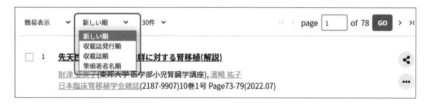

新しい順

通常はこの順で表示されます。最新の文献を優先的に確認するのに適しています。

収載誌発行順

発行年月の新しい雑誌の号順に表示されます。

収載誌順

医中誌Webで管理している収載誌コード順に表示されます。

筆頭著者名

筆頭著者名表記の文字コード順に表示されます。

表示件数

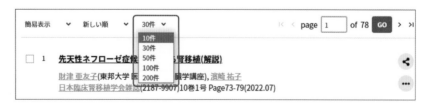

標準では30件ですが、10件、50件、100件、200件を選択することができます。

Ⅳ. シソーラスを活用しよう

Ⅳ. シソーラスを活用しよう

医中誌Webには効率的に文献を検索するための機能が充実しています。なかでも、シソーラスの特徴をうまく活かして検索すると網羅的で精度の高い結果を得る近道になります。

本章では医中誌Webにおけるシソーラスとは何か、シソーラスブラウザを活用するには、というテーマで解説します。

1 シソーラス

シソーラスとは、同義語・類義語をまとめ、語句間の上位・下位概念の関係を定義し体系化した用語集です。

医中誌Webでは、「医学用語シソーラス」という独自のシソーラスを用いて、論文の内容を表すシソーラス用語を、索引として付与しています。「医学用語シソーラス」の内容は、米国国立医学図書館のシソーラス (MeSH) に準拠し、概ね4年毎に改訂されています。

検索にシソーラス用語を用いることの利点は、検索漏れやノイズ (意図しないヒット) を減らし、検索効率を上げることです。

検索漏れが生じる原因のひとつに、同じ概念を表現するのに、著者によって異なる用語を使うということがあります。そのような表記の揺れによる検索漏れを防ぐために、複数の用語で表現される同一概念を、ひとつのシソーラス用語に統制し、論文に索引として付与します。たとえば、論文によって「床ずれ」「褥創」「褥瘡」と表現に相違があっても、「褥瘡性潰瘍」というシソーラス用語が索引として付与されることになっているので、「褥瘡性潰瘍」で検索すると、表現の異なる論文でも漏れなくヒットさせることができます。

シソーラス用語「褥創性潰瘍」で検索した例

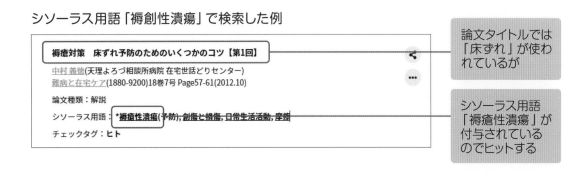

ノイズは、主に文字列検索により生じます。たとえば、動物の「カニ」を検索するつもりで「カニ」を検索語とすると「メカニカル」や著者名の「蟹江 (カニエ) 」「中西 (ナカニシ) 」などが文字列検索され、ノイズとなります。この場合、「カニ類」というシソーラス用語を使うと、動物の「カニ」以外は検索されなくなります。

「カニ」で検索しノイズとなった例

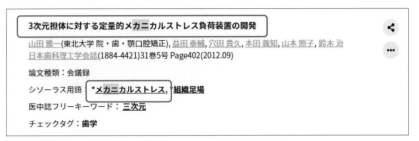

シソーラスは以下の15種類のカテゴリーに分かれていて、各カテゴリーは上位概念から下位概念まで階層化されています。

A： 解剖学	F： 精神医学および心理学	K： 人文科学
B： 生物	G： 現象と過程	L： 情報科学
C： 疾患	H： 学問分野と専門分野	M： 人間集団
D： 化学物質および薬物	I ： 人類学, 教育, 社会学, 社会現象	N： 保健医療サービス
E： 分析, 診断, 治療の技術と機器	J ： 工業技術, 産業, 農業	Z： 地理的位置

疾患カテゴリー [C] の概念階層例

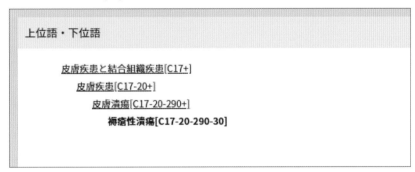

シソーラスを使った検索は、7章「思うように検索ができないとき」を参照してください。

> **ワンポイント**
> 医中誌Webにおける統制語とは、マッピング機能（本章5参照）で同義語から参照される用語のことで、具体的にはシソーラス用語と医中誌フリーキーワード（次項）を指します。

2 医中誌フリーキーワード

「医学用語シソーラス」に登録されていませんが、重要な概念と判断し、索引として付与するために医学中央雑誌刊行会が独自に登録・管理している用語です。シソーラス用語のようにカテゴリー分類と概念の階層化はされていません。

I 概要・基本情報
II 基本的な検索の流れ
III 検索してみよう
IV シソーラスを活用しよう
V 目的別の検索例
VI テーマによる検索例
VII 思うように検索ができないとき
VIII 便利な機能
IX 用語説明
X 文献入手方法

3 検索支援語

検索支援語は、2つ以上のシソーラス用語を組み合わせて表現されるキーワードです。検索支援語での検索は複数のシソーラス用語によるand検索が実行されます。例えば「ヘリコバクターピロリ感染」と入力して検索すると、シソーラス用語である「ヘリコバクター感染症」と「Helicobacter pylori」のand検索と、入力した「ヘリコバクターピロリ感染」のor検索結果が返されます。

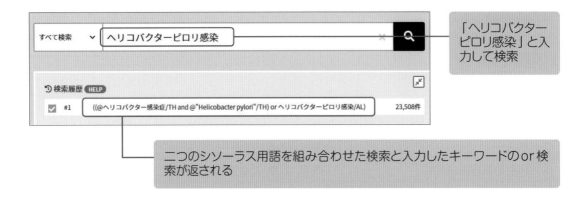

「ヘリコバクターピロリ感染」は検索支援語で、疾患「ヘリコバクター感染症」と細菌「Helicobacter pylori」の両方が索引されている文献を自動的に検索します。

4 シソーラスブラウザ

「医学用語シソーラス」に登録されているシソーラス用語、医中誌フリーキーワード、検索支援語の詳細を確認できるのがシソーラスブラウザです。画面上部の「シソーラスブラウザ」をクリックして画面を切り替えます。

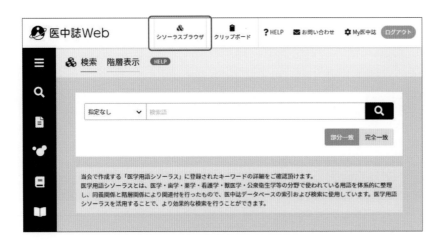

シソーラスブラウザではシソーラス用語の同義語として登録されたキーワード、カテゴリや階層の位置、組み合わせられる副標目が確認できます。またシソーラス用語の範囲や条件を指定して検索に利用することができます。

4-1) シソーラス用語だけで検索する

①シソーラスブラウザが開いたら、検索ボックス左の指定項目を「統制語」にします。

②検索ボックスに調べたいキーワードを入力します。ここでは「膵炎」について調べます。

③検索ボタンをクリックします。

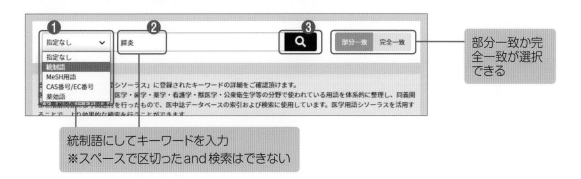

部分一致か完全一致が選択できる

統制語にしてキーワードを入力
※スペースで区切ったand検索はできない

④入力したキーワードと関連したシソーラス用語、医中誌フリーキーワードなどの統制語が表示されます。複数ある場合は選択肢が表示されるので、該当するものを選びます。表示されるシソーラス用語がひとつだけのこともあれば、まったくないこともあります。

⑤該当するシソーラス用語にチェックを入れ、⑥「選択したキーワードで検索」をクリックすると、自動的に統制語のみで検索が行われ、その結果が表示されます。

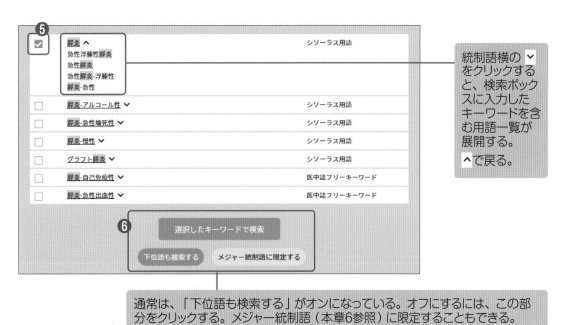

統制語横の∨をクリックすると、検索ボックスに入力したキーワードを含む用語一覧が展開する。∧で戻る。

通常は、「下位語も検索する」がオンになっている。オフにするには、この部分をクリックする。メジャー統制語（本章6参照）に限定することもできる。

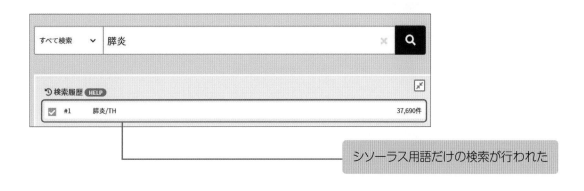

シソーラス用語だけの検索が行われた

I 概要・基本情報
II 基本的な検索の流れ
III 検索してみよう
IV シソーラスを活用しよう
V 目的別の検索例
VI テーマによる検索例
VII 思うように検索ができないとき
VIII 便利な機能
IX 用語説明
X 文献入手方法

4-2) シソーラス用語の詳細を確認する

シソーラスブラウザで統制語がヒットしたら、画面を展開して同義語などの詳細を確認することができます。

ヒットした統制語をクリックすると「医中誌Webで検索する（本章4-1参照）」「キーワードの詳細情報を見る」のメニューがポップアップします。今回は「キーワードの詳細情報を見る」を選択します。

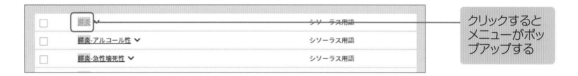

①統制語

詳細情報が開くと、上部に統制語とMeSH用語、それぞれの統制語を使って医中誌WebとPubMedを検索するボタンが表示されます。

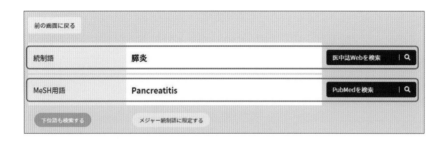

②副標目

続いて統制語に対して付与される副標目（第9章1「副標目」参照）の項目です。シソーラス用語と組み合わせられるカテゴリーが表示されています。「膵炎」に組み合わせられるのは5つのカテゴリーのうち「診断」と「治療」のみです。組み合わせられる（選択できる）副標目以外はグレーアウトしています。

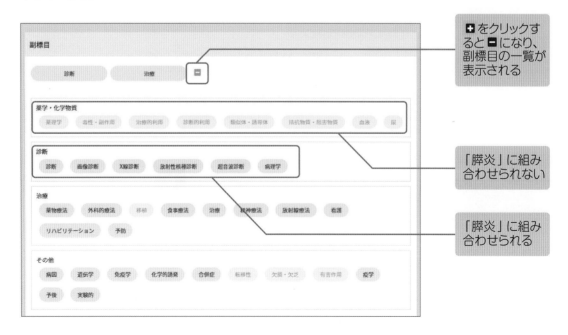

副標目を選択してから①統制語で紹介した「医中誌Webを検索」をクリックすると、統制語に副標目を組み合わせた検索となります。5章5「副標目を使って検索する」も参照してください。

③詳細情報

統制語の種別、同義語の一覧など該当する統制語の詳細です。用語の説明など統制語によっては表示されない項目があります。

「MeSH用語」は用語のリンクをクリックすると、「MeSH Browser」または「MeSH用語でPubMedを検索」のどちらかへのリンクを選択できます。

「シソーラス変遷」はシソーラス用語に表記変更があった場合の詳細が記されています。

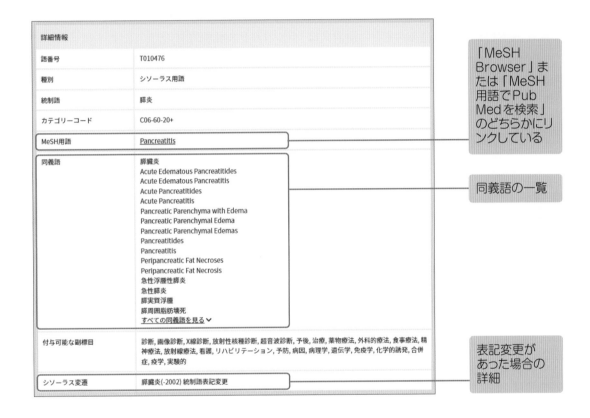

「MeSH Browser」または「MeSH用語でPub Medを検索」のどちらかにリンクしている

同義語の一覧

表記変更があった場合の詳細

> **ワンポイント**
> MeSHやPubMedについては日本医学図書館協会発行の「図解PubMedの使い方：インターネットで医学文献を探す」を参照してください。

④上位語・下位語

カテゴリーのツリー構造が確認できます。上位、下位のシソーラス用語をクリックすると、該当する統制語の詳細画面にジャンプします。下記画面の文頭の位置が右に行くほど下位概念となります。なお、医中誌フリーキーワードはカテゴリーと概念の階層化がされていないので、上位語・下位語は表示されません。

I 概要・基本情報
II 基本的な検索の流れ
III 検索してみよう
IV シソーラスを活用しよう
V 目的別の検索例
VI テーマによる検索例
VII 思うように検索ができないとき
VIII 便利な機能
IX 用語説明
X 文献入手方法

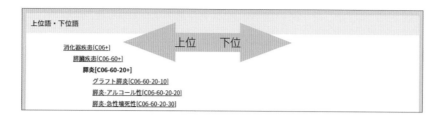

下位語は、より特定的な概念です。下位語を含む検索をすることで検索漏れを防ぐことができます。通常は「下位語も検索する」がオンになっていますが、選択したシソーラス用語が索引された文献だけを検索したい場合はオフにすることで索引の範囲を限定することができます。例えば、「膵炎」の「下位語も検索する」をオフにして検索すると、下位概念である「グラフト膵炎」「膵炎-アルコール性」などが索引されているものは除き、「膵炎」が索引されているものに限定するため、ヒット数が減少します。下位語を含まない検索式は「@シソーラス用語/TH」となります。

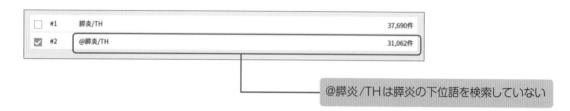

@膵炎/THは膵炎の下位語を検索していない

5 マッピング機能

考えついたキーワードを使って検索を行うと、それに対応するシソーラス用語等の統制語を自動的に検索式に追加してor検索するのがマッピング機能です。これにより検索漏れを防ぐことができますし、検索のたびに統制語を探す必要がなくなります。統制語の候補が複数ある場合は、その一覧が表示され、選択できるようになっています。ただしどのような検索語でもマッピングされるというわけではありません。マッピングされるには、入力したキーワードが統制語の同義語として登録されている必要があります。入力したキーワードが詳細情報の同義語の欄に記載されていない場合は、論文情報の全項目を対象にテキスト検索が行われます。どのようにマッピングが行われたかは、検索履歴に表示される検索式で確認することができます。検索実行後は、検索語がマッピングされているか、また適切な統制語にマッピングされているかを確認するようにしましょう。マッピングされない場合は、他に適切なキーワードがある可能性があります。

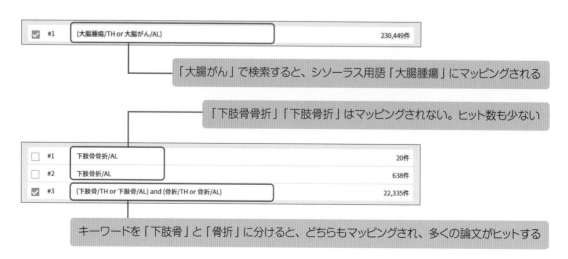

「大腸がん」で検索すると、シソーラス用語「大腸腫瘍」にマッピングされる

「下肢骨骨折」「下肢骨折」はマッピングされない。ヒット数も少ない

キーワードを「下肢骨」と「骨折」に分けると、どちらもマッピングされ、多くの論文がヒットする

6 メジャー統制語

索引されたシソーラス用語の中で、文献の主題 (メインテーマ) を表すのがメジャー統制語です。
シソーラス検索を行っても件数が多すぎる場合は、アイコンをクリックしてこの機能をオンにします。
そうすることで、より適切なものに絞り込めます。検索式では「シソーラス用語/MTH」となります。

前の画面に戻る		
統制語	**膵炎**	医中誌Webを検索 🔍
MeSH用語	**Pancreatitis**	PubMedを検索 🔍
下位語も検索する	メジャー統制語に限定する	

「メジャー統制語に限定する」をオンにする

	#1	膵炎/TH	37,690件
☑	#2	膵炎/MTH	18,602件

文献の主題が膵炎のものに限定して検索

I 概要・基本情報
II 基本的な検索の流れ
III 検索してみよう
IV シソーラスを活用しよう
V 目的別の検索例
VI テーマによる検索例
VII 思うように検索ができないとき
VIII 便利な機能
IX 用語説明
X 文献入手方法

「医学用語シソーラス」の改訂と 医中誌Web検索

「医学用語シソーラス(以下、シソーラス)」は、1983年に発行された第1版から米国国立医学図書館(National Library of Medicine)の統制用語集であるMedical Subject Headings(以下MeSH)に準拠しており、2023年に発行された第10版はMeSH2022年に準拠しました。

シソーラス改訂では、まず前回準拠したMeSHと、今回準拠するMeSHの差分を反映させます(※1)。具体的には、今回準拠するMeSHのディスクリプタ(※2)と前版シソーラスで準拠したMeSHを機械的に対応させ、一致したものは次版への継続分とし、一致しなかったものは、以下に分類しそれぞれ対応します。

新設語	新版よりディスクリプタとして新規に収載された用語です。新設語の中には以前に医中誌フリーキーワードとして索引に使用されていたものもあります。
変更語	旧版におけるディスクリプタの表記を変更した用語です。ディスクリプタ変更語ともいいます。
削除語	旧版において使用されていたディスクリプタのうち、新版では不採用とした用語です。削除語には、1)「医中誌フリーキーワード」扱いに変更となり、用語自体は今後も索引に使用するもの、2)今後は索引に使用せず他の用語で索引されるものの2種類があります。

また、MeSH準拠分以外に医中誌独自語も追加しています。カテゴリーは、準拠するMeSHのTreeNumberを基に構築します。

最新の第10版の改訂内容は医学中央雑誌刊行会ホームページ(※3)をご参照ください。詳細な新設語・ディスクリプタ変更語・削除語のリストも掲載しています。特に医中誌WebのMy医中誌機能で保存している検索式がある場合、もし削除語が含まれていたらメールアラート配信にも影響する可能性がありますので、改訂時は念のため各種リストを確認することをお勧めします。

ちなみにMeSHは毎年改訂されますが、医中誌のシソーラスは現在4年に一度の改訂です。改訂までの期間に生じたMeSH新設語は医中誌フリーキーワードとして原則登録して、改訂時にシソーラス用語に昇格します。なお、ディスクリプタ変更や削除は次回改訂までは行いません(※4)。

また、当会ではシソーラス改訂時には、改訂前後のデータベースの一貫性を保持して、検索に影響を与えないために過去分データのメンテナンスを行っています。ただ、メンテナンスには限界があるため、改訂内容によっては検索時に注意が必要な場合があります。例えばディスクリプタ変更語は、機械的に新しいデ

ィスクリプタに置き換えます。そして変更前のディスクリプタもほとんどは同義語辞書に登録されているので、以前のディスクリプタで検索しても新しいディスクリプタへマッピングされます。これは検索に影響が無いケースです。

　逆に検索に影響があるケースとしては、新設語があります。新設語は登録した年から付与するものとし、過去データに追加付与するメンテナンスは行っておりません。医中誌フリーキーワードとして以前から登録されていたものは、その登録年から付与されていますので、各用語の使用開始年を検索時に注意する必要があります。各用語の詳細情報については医中誌 Web のシソーラスブラウザに掲載されているので、例えば、登録年や必要に応じて以前の索引情報などを確認してから検索に臨むことをお勧めします。登録年情報に関していえば、シソーラス用語に限らず、随時登録・変更・削除している医中誌フリーキーワードも検索の際に詳細情報をチェックすると、より効率的に医中誌 Web を検索できます。

　新設語の一例として、「IgG4 関連疾患」という用語は MeSH2019 新設語であったため医中誌フリーキーワードとして 2019 年に登録され、直近シソーラス改訂である第 10 版（2023 年）でシソーラス用語になりました。医中誌 Web の索引データでは医中誌フリーキーワードとして登録された 2019 年から各論文に付与されているので、2018 年

以前のデータでは「IgG4 関連疾患 /TH」の検索は 0 件となります。ですので、2018 年以前で「IgG4 関連疾患」を検索したい場合は該当用語の「以前の索引」より「IgG; 血液 /TH」と「高ガンマグロブリン血症 /TH」の AND 検索を行います。用語によっては、必要に応じてテキストサーチを OR 検索するなど注意する必要があります。

　医中誌 Web で網羅的かつ精度の高い検索結果を得るためには、シソーラスの活用が必須となります。その際はシソーラス用語および医中誌フリーキーワードの詳細情報をチェックするなど、シソーラスブラウザを大いに使ってもらえれば幸いです。

（※1）　浜田雅美. 医学用語シソーラスの改訂. 薬学図書館　2007;52(4):358-367.

（※2）　ディスクリプタとは、実際の索引に使用される語のことです。ある概念を表す用語が複数存在する場合には、それぞれの用語で表現された情報を一箇所に集めるためにディスクリプタが選定されます。それ以外の同義語は、ディスクリプタに関連付けて登録されています。

（※3）　「医学用語シソーラス第10版」改訂の要旨、各種リスト
＜https://www.jamas.or.jp/database/keyword.html＞

（※4）　浜田雅美. 医学用語シソーラス MeSHとの関連性. 情報の科学と技術 2013;63(5):193-200.

（NPO法人 医学中央雑誌刊行会　索引課　白土 裕子）

Ⅰ 概要・基本情報
Ⅱ 基本的な検索の流れ
Ⅲ 検索してみよう
Ⅳ シソーラスを活用しよう
Ⅴ 目的別の検索例
Ⅵ テーマによる検索例
Ⅶ 思うように検索ができないとき
Ⅷ 便利な機能
Ⅸ 用語説明
Ⅹ 文献入手方法

医中誌Webで、できること、できないこと

情報には、自分が直接現場で得る一次情報と、第三者や書籍から得る二次情報という分け方があります。医療職の立場から見ると、患者さんから得られる情報が一次情報で、文献から得られる情報が二次情報ということになります。

また情報源としての資料には、一次資料、二次資料、三次資料という区分があります。一次資料は、図書や雑誌論文のようにオリジナル情報が収録された資料です。前述の一次情報を元に、二次情報の知見も交えながら作られる情報源です。二次資料は、キーワードや著者名などから一次資料を探しやすくするために編集された資料です。三次資料は、二次資料についての情報をまとめた資料で、必要な情報を入手するためにどの二次資料を使うのが適切かを判断する助けとなるものです。この区分でいうと、医中誌Webは二次資料ということになります。

しかしながら、医中誌Webは「医学情報検索データベース」であると説明されるため、以下のように誤解されることがあります。

医中誌Webへの誤解
その1. 医学論文の本文を集めたデータベースである
その2. 診療データが収録されている
その3. 症状や検査値から正常・異常の判断や、病名の診断ができる

医中誌Webは、論文を探すために、論文情報である書誌事項（著者名、論文名、雑誌名、巻・号、ページなど）や抄録を収録し検索するシステムで、論文自体は収録されていません。論文の電子フルテキストへのリンクもありますが、全ての文献についているわけではありません。また、診療データを調べたり、病名診断ができるシステムでもありません。

冊子の医学中央雑誌でページをめくって文献検索し、得られた文献情報を1件ずつ紙に書き写した経験のある著者には、医中誌Webの登場で驚くほど便利になったと感じる一方、知りたいことをネットで検索し、即座に答えを入手できる環境に慣れてしまうと、欲しい論文が必ずしもすぐに表示されないことや、答えがピンポイントに示されないということに不便を感じることも事実です。今後、日本語論文の電子化が進めば、全ての論文に電子フルテキストへのリンクがつけられる可能性は十分にありますが、契約や著作権の制約は残るため、どれでも自由に利用というわけにはいかないでしょう。

だからといって、すぐに利用できないものは読まないというのではなく、面倒でも地道に文献にあたることの重要性を認識したいと思います。一次資料の文献を探し、取捨選択して本当に必要なものを読みこなし、そこで得られた情報と患者の一次情報、そして専門知識を組み合わせてより良い医療を提供すること、または新しい知見を生み出すこと、そしてその経験から新たな論文を生産して共有していくという、「専門知」のサイクルを回していくことが大切です。医中誌Webは、そのために欠かせないツールです。

（諏訪部 直子）

V. 目的別の検索例

V. 目的別の検索例

1 特定の雑誌に掲載された文献を検索する

方法は2種類あります。1) 検索ボックスで収載誌名を指定する方法と、2) 辞書参照の収載誌名参照を利用する方法です。1) は、簡単ですがノイズが多くなる場合があります。それぞれの特徴を知って使い分けるとよいでしょう。

ここでは、例として「臨床画像」という雑誌に掲載された論文を検索します。

1-1) 検索ボックスで収載誌名を指定する方法

①検索ボックスのプルダウンメニューを「すべて検索」から「収載誌名」に変更します。②検索ボックスに「臨床画像」と入力し、③検索ボタンをクリックします。

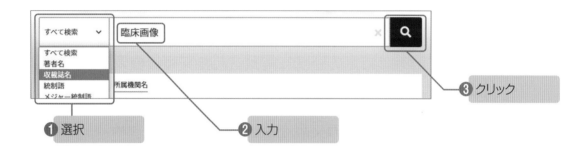

ただしこの検索方法では、雑誌名の「臨床画像」が部分的に一致する「日本臨床画像医学雑誌」なども検索されてしまいます。

1-2) 辞書参照の収載誌名参照で検索する方法

この機能を使うと、雑誌名を部分的にしか思い出せない場合でも、正しい雑誌名に誘導されます。また、1) の方法では「日本臨床画像医学雑誌」なども同時に検索されるため、不要な文献まで出てきてしまいますが、この方法では「臨床画像」の文献だけを検索することができるので、効率的です。

①検索ボックス下の「辞書参照」から「収載誌名」をクリックすると②「収載誌名参照」の検索ボックスがポップアップします。③雑誌名「臨床画像」を入力し、④検索ボタンをクリックします。

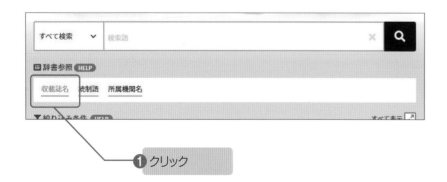

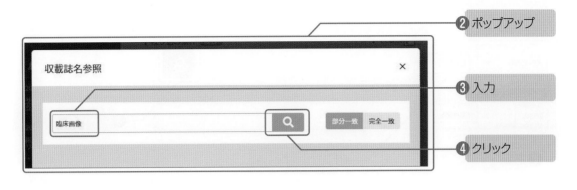

②ポップアップ
③入力
④クリック

⑤雑誌名を選択する画面が表示されるので、「臨床画像」にチェックを入れ、⑥「選択した収載誌名で検索」をクリックします。

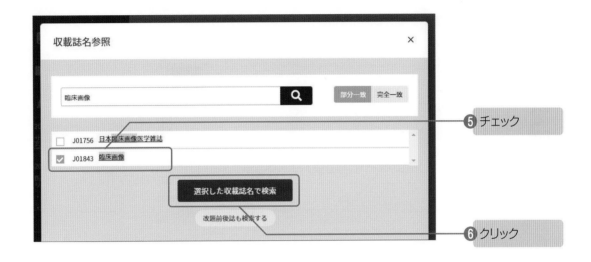

⑤チェック
⑥クリック

⑦検索式が作成され結果が表示されました。

> **ワンポイント**
> 角括弧の[ ]は完全一致検索を、/JN は雑誌名のタグを意味します。雑誌名が確実にわかっている場合は、直接このように入力すると、参照画面を出さずに検索することができます。

2 著者名で検索する

2-1）著者名を指定して検索する

①検索ボックスのプルダウンメニューを「著者名」に変更します。②検索ボックスに著者名を入れます。例として「山本裕」を検索します。③検索ボタンをクリックします。

Ⅰ 概要・基本情報
Ⅱ 基本的な検索の流れ
Ⅲ 検索してみよう
Ⅳ シソーラスを活用しよう
Ⅴ 目的別の検索例
Ⅵ テーマによる検索例
Ⅶ 思うように検索ができないとき
Ⅷ 便利な機能
Ⅸ 用語説明
Ⅹ 文献入手方法

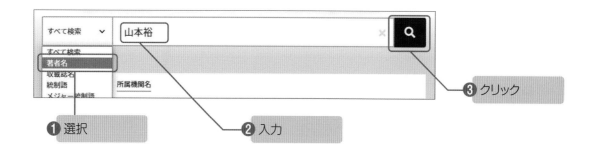

2-2）筆頭著者、最終著者に限定する

①検索ボックスのプルダウンメニューで「筆頭著者名」「最終著者名」を選びます。

②、③は「著者名」を選んだ場合と同じです。

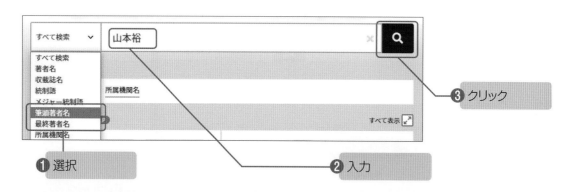

> **ワンポイント**
> 医学分野では、筆頭著者は論文の代表責任となる著者であり、最終著者は執筆者の中で指導的立場にあることが多いため、このような検索ができるようになっています。

著者名検索のポイント

姓・名の順に入力し、間にスペースや区切り記号を入れない

スペースを入れると、姓だけ、または名だけが一致したり、その文字が含まれたりする共著者が検索対象となり、ノイズが多くなります。

完全一致検索する場合は角括弧に入れる

普通に入力すると部分一致検索が行われるので、上記の例では、山本裕之、山本裕香など、著者名の一部が一致する別人の文献が検索されてしまいます。そのようなときは[山本裕]と入力すると完全一致検索となり、著者が「山本裕」である文献だけを検索することができます。

欧文表記の場合

姓・名の順に入力して、スペースや区切り記号は不要です。大文字小文字の区別はありません。YamamotoHiroshiとyamamotohiroshiは同じ結果になります。

日本人名以外の場合

原則として日本人と同様、姓（セカンドネーム）・名（ファーストネーム）の順で、スペース、区切り記号は不要です。ただし、原文中で名・姓の順に記載されている場合は、医中誌Webにもそのまま取り込まれます。たとえば、同一と思われる著者でも文献によってStrauss WilliamであったりWilliam Straussであったりなど、原論文の表記に揺れがあると、そのままの表記が医中誌データに反映され、著者データとしてStraussWilliamとWilliamStraussが別々にできてしまいます。また、

ミドルネームの表記は、姓と名の間にイニシャルが入ってStraussH. Williamのようになっていることもあれば、姓名の後にイニシャルが入ってWilliamStrauss Hのようになることもあります。様々な可能性を考えて、姓と名を分けて検索するほうが、ノイズが入ったとしても、漏れのない検索ができます。

3 特定の文献を探したい（文献情報の一部がわかっている）とき

雑誌名、ISSN、発行年月、巻・号・ページ、著者名、論文タイトルのうち、いずれかがわかっている場合は、「書誌確認」機能を使います。

①検索画面左側のメニューから 📄「書誌確認」をクリックします。
②書誌確認画面で、書誌情報を入力します。ここでは「臨床眼科」という雑誌の「2012年」に掲載された、「岡本宏美」が著者の文献を検索します。雑誌名に臨床眼科と入力し、完全一致をクリックします。発行年月の年だけ指定し、著者名を入れます。
③検索ボタンをクリックします。

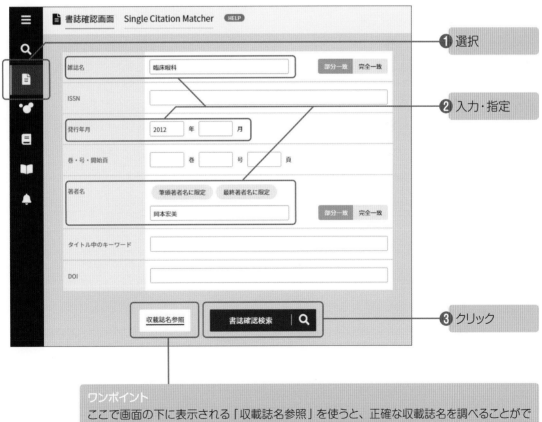

ワンポイント
ここで画面の下に表示される「収載誌名参照」を使うと、正確な収載誌名を調べることができます。使い方は、5章 1-2)「辞書参照機能の収載誌名検索を利用する方法」と同じです。

Single Citation Matcherについては本章7-2)「Single Citation Matcher」を参照してください。

I 概要・基本情報
II 基本的な検索の流れ
III 検索してみよう
IV シソーラスを活用しよう
V 目的別の検索例
VI テーマによる検索例
VII 思うように検索ができないとき
VIII 便利な機能
IX 用語説明
X 文献入手方法

4 エビデンスグレードの高い文献の検索

Evidence-based Medicine（EBM）では、ヒトを対象とし、2群以上の対象を比較し、人為的なバイアスを可能な限り排除した手法で行われた臨床研究を、エビデンス（科学的根拠）グレードの高い研究としています。それがメタアナリシス、ランダム化比較試験、準ランダム化比較試験、比較研究であり、さらにそれらのエビデンスを集めて作成された診療ガイドラインはエビデンスグレードが高い情報源とみなされます。

エビデンスレベルによる文献を検索するには、絞り込みを使います。絞り込み条件の「研究デザイン」項目で選択します。

ワンポイント
研究デザインは2003年から新規データに付与されるようになりましたが、「メタアナリシス」「診療ガイドライン」は1999年まで、「ランダム化比較試験」「準ランダム化比較試験」は1983年まで遡って付与されています。

5 副標目を使って検索する

統制語に対して付与される副標目（9章1「副標目」参照）を使った検索には、1) 絞り込み画面で選択する、2) 検索実行後に絞り込む、3) シソーラスブラウザで参照して選択する、4) 検索ボックスに直接入力する、の4つの方法があります。

5-1) 絞り込み画面で選択する

最初の検索画面であらかじめ項目を指定して検索する方法と、検索実行後に絞り込む方法があります。利用する画面によって検索対象が異なります。必要な条件に合わせて使い分けましょう。

5-1-1) 最初の検索画面で副標目を選択して検索する

ここでは膵炎の治療に関する文献を検索してみます。
①キーワードを入力します。②絞り込み条件の副標目で「治療」をクリックして選択し、③検索ボタンをクリックします。

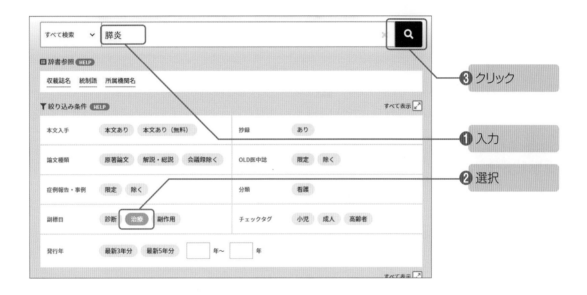

複数の副標目を選択した場合、それらの副標目はor検索となります。検索式を見ると、治療に関する副標目とタイトルに「治療」または「手術」が含まれる文献に絞り込まれているのがわかります。

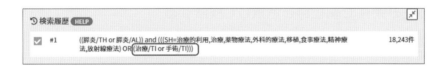

> **ワンポイント**
> 最初の検索画面にある絞り込み条件で副標目を「治療」にすると、タイトルに「治療」または「手術」が含まれる文献も対象になります。副標目が付与されていないPre医中誌データ、OLD医中誌データにある「治療に関連する文献」を漏らさないための設定です。「診断」「副作用」も副標目だけでなく、それぞれタイトルに「診断」「副作用」が含まれる文献が検索の対象になります。

5-1-2) 絞り込み条件を展開し、副標目を選択して検索する

絞り込み条件を ⤢「すべて表示」にし、副標目の項目を ➕ 展開するとより詳細な指定ができます。すべての副標目を表示させて、治療を選択すると治療に関する副標目すべてが自動的に選択されます。ここで必要に応じて選択の追加・削除ができるので、必要であれば目的の副標目だけを個別に選択しましょう。

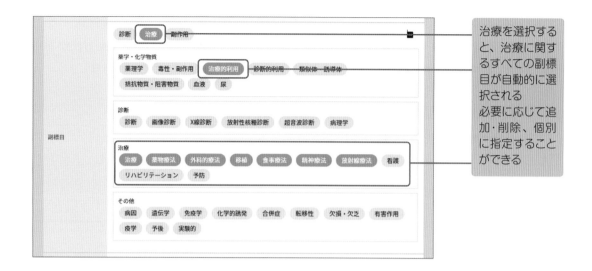

選択できたら ↗ で簡易表示に戻ります。 🔍 をクリックすると検索が実行されます。
5-1-1) と違い、検索結果は選択した治療に関する副標目だけが指定されていることがわかります。

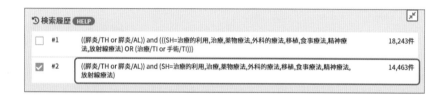

5-2) 検索実行後に絞り込む

検索後に条件を選択して履歴プラス検索を行う方法です。5-1) と同じく利用する画面によって検索対象が異なります。必要な条件に合わせて使い分けましょう。

5-2-1) 画面左の絞り込み条件で副標目を選択して検索する

①検索後、画面左の絞り込み条件で副標目の「治療」を選択し、②履歴プラス検索を行います。

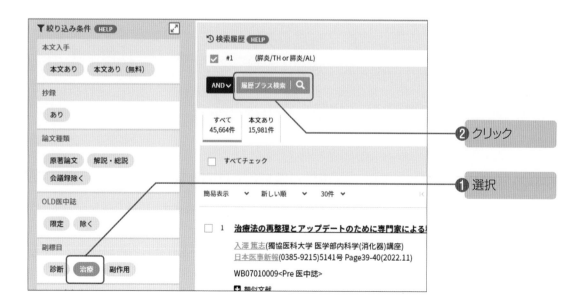

5-1-1) と同じく、治療に関する副標目と、タイトルに「治療」または「手術」が含まれる文献を対象に絞り込まれました。

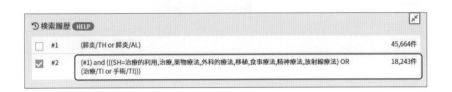

5-2-2) 絞り込み条件を展開し、副標目を選択して検索する

5-1-2) と同じく、絞り込み条件を ⤢ で展開して副標目を指定します。⤢ をクリックして検索画面に戻り、「履歴プラス検索」をクリックします。

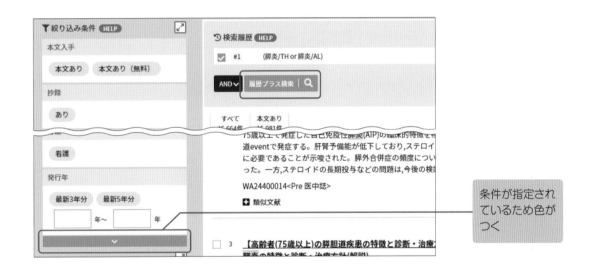

条件が指定されているため色がつく

5-1-2) と同じく、治療に関する副標目だけで絞り込まれていることがわかります。

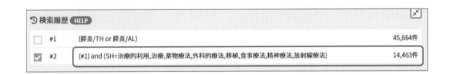

5-3) シソーラスブラウザで参照して選択する

シソーラスブラウザで組み合わせられる副標目を調べてから選択します。統制語の検索は4章4-1) シソーラス用語だけで検索する、4-2) シソーラス用語の詳細を確認する、と同じ手順です。膵炎の詳細情報を開いたら、「統制語」「MeSH用語」の下に表示されている副標目を ➕ で展開します。

「膵炎」で使うことができる副標目が表示され、使えないものはグレーアウトしています。「治療」を選択すると治療に関するすべての副標目が自動的に選択されるのは5-1) と同じです。ここでは例として膵炎の超音波診断に限定して検索してみます。副標目の詳細を展開したら、①診断のカテゴリから「超音波診断」を選択し、②統制語横の「医中誌Webを検索」をクリックします。

I 概要・基本情報
II 基本的な検索の流れ
III 検索してみよう
IV シソーラスを活用しよう
V 目的別の検索例
VI テーマによる検索例
VII 思うように検索ができないとき
VIII 便利な機能
IX 用語説明
X 文献入手方法

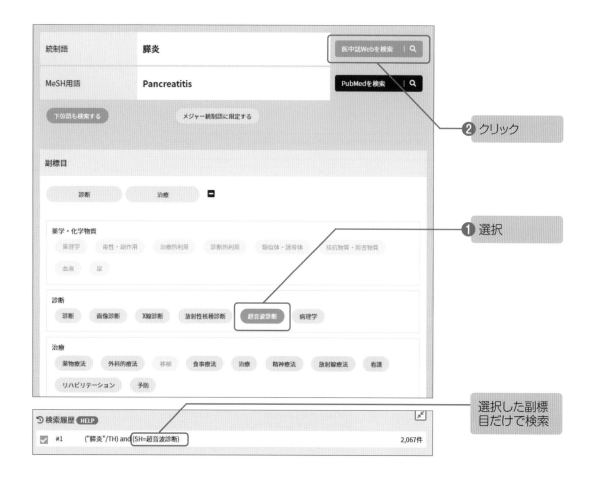

5-4）検索ボックスに直接入力する

副標目がわかっている場合には、検索ボックスにSH=副標目のように入力します。

入力例： SH＝薬物療法

このように入力すると、シソーラス用語や医中誌フリーキーワードに「薬物療法」の副標目がついている文献がすべて検索されます。ただし統制語を指定していないため、何の疾患に対する薬物療法かが限定できません。

主題を表す検索語と組み合わせて入力すると、その検索語に対応するシソーラス用語に付与されている副標目を検索します。

入力例： 胃がん　SH＝薬物療法

このように入力すると、以下のようにシソーラス用語にマッピングされ、胃がんのシソーラス用語は胃腫瘍であることがわかります。この場合、シソーラス用語「胃腫瘍」に「薬物療法」の副標目がついている文献が検索されます。

(胃腫瘍/TH or 胃がん/AL) and SH＝薬物療法	25,461件

複数の検索語を同時に入力することもできます。

入力例： 胃がん　肺がん　SH＝薬物療法

この例では、以下のようにシソーラス用語にマッピングされます。

| (胃腫瘍/TH or 胃がん/AL) and (肺腫瘍/TH or 肺がん/AL) and SH=薬物療法 | 809件 |

検索式を見ると、胃がんのシソーラス用語は「胃腫瘍」、肺がんのシソーラス用語は「肺腫瘍」ということがわかります。マッピングされた結果、シソーラス用語の「胃腫瘍」またはデータ中の文字列に「胃がん」を含み、かつシソーラス用語の「肺腫瘍」またはデータ中の文字列に「肺がん」を含む文献のうち、どちらかのシソーラス用語に薬物療法の副標目がついている文献を検索しています。

特定の副標目が付与されているシソーラス用語を限定するには　シソーラス;副標目/TH　と入力します。

入力例： 胃腫瘍;薬物療法/TH

この方法で入力する場合はマッピングが働かないので、正しいシソーラス用語を知っている必要があります。

6　ゆるふわ検索

「ゆる」～い手順で「ふわ」っとしたテーマで検索を行うための機能で、文章で検索を行います。抄録やホームページの文章、自分で作成した文章を入力すると、類似度の高い順番で結果を返してくれます。

例えばPre医中誌のデータはシソーラス用語や副標目が付与されていないため、ゆるふわ検索に論文のタイトルと抄録をそのまま用いることで、類似の文献を得ることができます。この結果からヒットした文献の統制語を確認して新たな検索に利用するのに便利です。
例としてPre医中誌の抄録を使って検索してみます。
①ヒットした文献のタイトルと抄録をコピーします。②**🐾**をクリックしてゆるふわ検索の画面にします。③コピーしたタイトルと抄録をペーストします。④ ゆるふわ検索 Ｑ をクリックします。

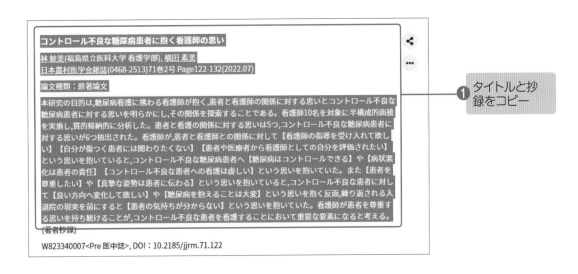

❶ タイトルと抄録をコピー

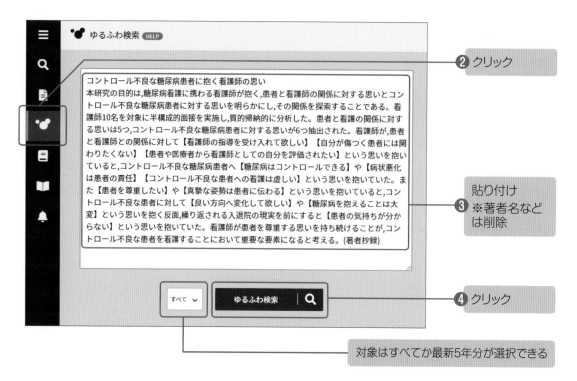

検索結果が表示されました。30件ずつ最大150件まで表示されます。表示形式は2章3「検索結果表示」と同じです。

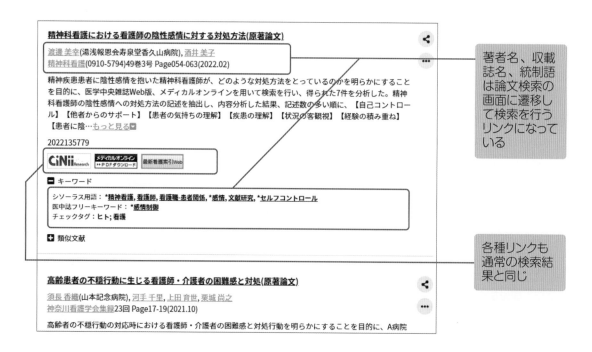

ゆるふわ検索の結果は印刷やダウンロードはできますが、クリップボードへの保存は未対応です。また検索履歴は残らず、絞り込みにも対応していませんので、入力した文章で1回限りの検索です。ゆるふわ検索はテーマが同じ文献が必ずヒットするわけではありません。ゆるふわ検索のための「機械学習型検索エンジン」が検索に使用した文章から重要度が高いと思われるキーワードを判断して結果を返します。どのような統制語を使えばよいか悩んだ時や検索に行き詰った時にヒントを得られる機能です。ゆるふわ検索についてはp.68コラム「ゆるふわ検索の仕組みについて」を参照してください。

I 概要・基本情報

II 基本的な検索の流れ

III 検索してみよう

IV シソーラスを活用しよう

V 目的別の検索例

VI テーマによる検索例

VII 思うように検索ができないとき

VIII 便利な機能

IX 用語説明

X 文献入手方法

7 PubMed検索

医中誌WebからPubMedを検索できます。

7-1）PubMed

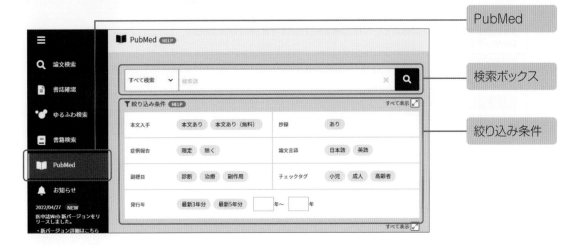

医中誌Webの「PubMed検索」画面は、検索ボックスや絞り込み条件の構成が医中誌Webとよく似ており、項目の指定や履歴プラス検索も医中誌Webと同じように操作することができます。また、絞り込み条件には撤回論文やシステマティック・レビューなど医中誌Webにはない項目もあります。さらに英語だけでなく日本語でも検索が可能です。日本語でキーワードを入力すると自動翻訳して検索されます。翻訳してPubMedを検索し、結果を返す処理が働くため、医中誌Webに比べて結果が表示されるまでに若干時間がかかる場合があります。

例として膵炎の治療について検索してみます。
① 膵炎と入力し、② 副標目で「治療」を選択。③ **Q** をクリックします。

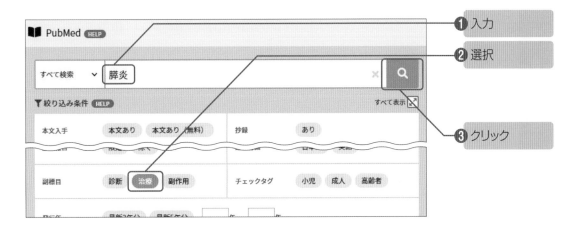

検索式を見ると膵炎（pancreatitis）がMeSHにマッピングしていることがわかります。また、治療に関する副標目も指定して結果が返されていることがわかります。副標目の指定については本章5「副標目を使って検索する」と同じく、絞り込み条件を指定する画面によって対象が変わります。PubMedの検索についてはp.78コラム「PubMed検索機能の検索式生成および実行」を参照してください。

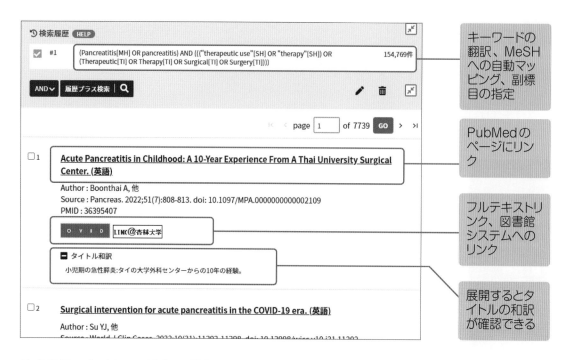

検索結果に表示される形式は1種類のみで、印刷やダウンロード機能はありません。また主な書誌事項だけが表示され、付与されているMeSHや抄録も医中誌Webの画面上では表示されません。ヒットした文献のタイトル部分をクリックすると、該当文献のPubMedのページに遷移しますので、詳細はPubMedで確認しましょう。

7-2) Single Citation Matcher

検索メニュー「書誌確認」にSingle Citation Matcherの画面があります。書誌確認画面(本章3「特定の文献を探したい(文献情報の一部がわかっている)とき」参照)と同じく、①メニューを選択し、②わかっている情報を入力して③検索すると、条件に合致する検索結果が表示されます。

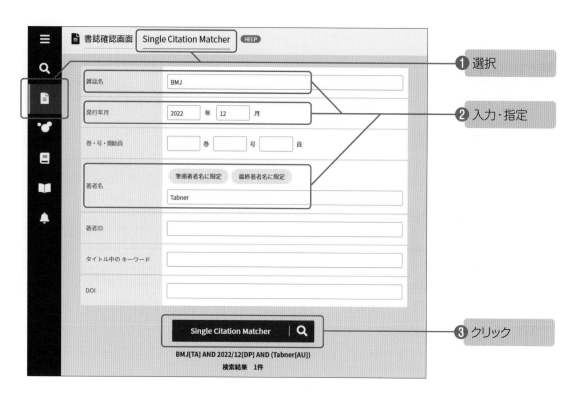

VI. テーマによる検索例

VI. テーマによる検索例

1 肺癌から転移した胃癌について検索する

①「肺癌」「胃癌」「転移」の検索語で検索すると、②検索語「転移」について「統制語への案内」に遷移します。マッピング機能 (4章5「マッピング機能」参照) により、シソーラス用語の候補「感情転移」「腫瘍転移」「学習転移」が表示されます。

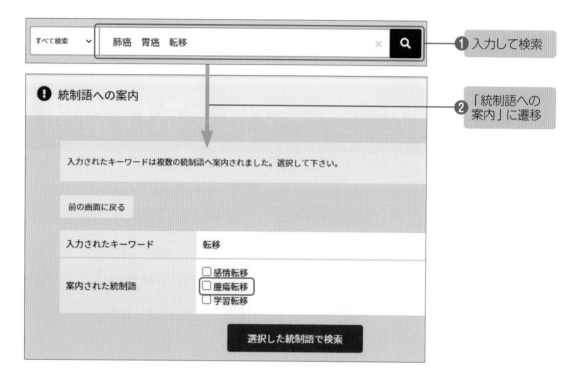

ここで、「腫瘍転移」を選択して検索を行えば、ある程度は意図に合致した結果を得られます。しかし、「腫瘍転移」のシソーラス用語は、論文の主題が癌の転移である場合に付与されますが、どちらが原発でどちらが転移かを特定することができません。

そのため、「腫瘍転移」を選択して検索すると、以下の様な論文もヒットしてしまい、意図しない結果 (ノイズ) が含まれてしまうことになります。

意図しない結果例

- 術後8年目に発生した胃癌肺転移の治療経験
- 肺転移巣を切除し得たCA19-9産生胃癌の1例
- 孤立性肺転移を来した胃癌の1症例

そこで癌の転移について検索するときは、「転移性」という副標目を使います。(副標目については9章1「副標目」、副標目を使った検索方法は5章5「副標目を使って検索する」および7章3-1)「腫瘍の原発と転移」を参照)

副標目「転移性」は、転移先の腫瘍を表すシソーラス用語に付与されます。テーマは「肺癌から転移した胃癌」なので、「胃腫瘍;転移性/TH」と入力します。この場合、肺癌のシソーラス用語も使って「肺腫瘍/TH」と「胃腫瘍;転移性/TH」で検索します。

シソーラス用語にどのようなものがあるかを調べながら検索する場合は4章4「シソーラスブラウザ」を参照してください。

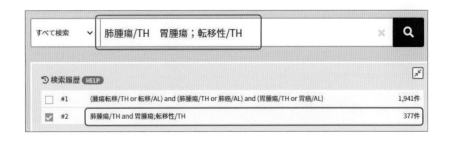

I 概要・基本情報

II 基本的な検索の流れ

III 検索してみよう

IV シソーラスを活用しよう

V 目的別の検索例

VI テーマによる検索例

VII 思うように検索ができないとき

VIII 便利な機能

IX 用語説明

X 文献入手方法

2 S状結腸軸捻転症の診断について検索する

①まず「S状結腸軸捻転症」で検索してみます。ヒットした444件には適合文献が含まれていますが、検索履歴を確認すると検索式が「S状結腸軸捻転症/AL」となっており、シソーラス用語にマッピングされていないことがわかります。この場合、文字列検索しか行われていないので、検索漏れの可能性があります。

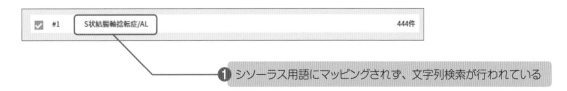

❶ シソーラス用語にマッピングされず、文字列検索が行われている

②「S状結腸軸捻転症」のように、疾患名に対応するシソーラス用語がないときは、「○○疾患」のように「対応する部位の疾患」のシソーラス用語を探し、あればそれを使います。シソーラスブラウザ（4章4「シソーラスブラウザ」参照）で調べたところ、「S状結腸疾患」というシソーラス用語があり、「S状結腸疾患/TH」で検索すると19,531件ヒットしました。

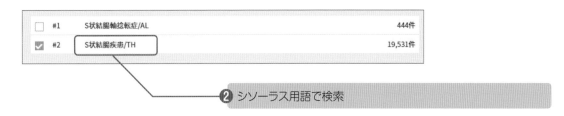

❷ シソーラス用語で検索

※ もし「対応する部位の疾患」のシソーラス用語がない場合は「さらに上位の部位の疾患」を使います。

③次に「軸捻転症」に関する論文の集合を作り、②とand検索します。「軸捻転症」はシソーラス用語がないため、検索漏れを防ぐために、同義語をor検索して広い集合を作ります。同義語にどのようなものがあるかを探すには、①の検索結果の中から適合する論文を数件見つけ、その中で使われている用語や付与されているシソーラス用語を確認するのが手軽な方法です。ここでは、シソーラス用語「腸捻転」のほか、論題や抄録に使われている「軸捻転」「捻転症」を使い、「腸捻転 or 軸捻転 or 捻転症」で検索します。

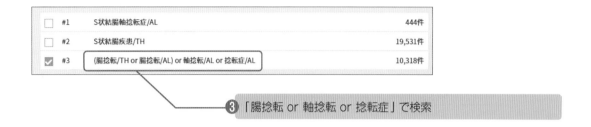

③「腸捻転 or 軸捻転 or 捻転症」で検索

④これまでの履歴を使って ① or（② and ③）の検索をしたところ、1,135件ヒットしました。①の「S状結腸軸捻転症」では検索結果は444件でしたので、690件以上検索漏れしていたことになります。

④ #1 or (#2 and #3)と直接入力して検索

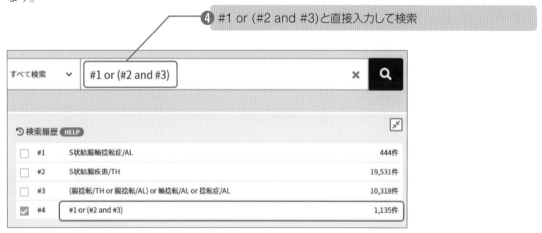

⑤続いて「診断」で絞り込みます。画面左の絞り込み条件から副標目「診断」を選択し、履歴プラス検索を行います。⑥その結果329件に絞り込まれました。

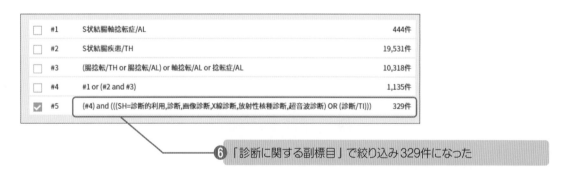

⑥「診断に関する副標目」で絞り込み329件になった

3 経鼻内視鏡の有効性について検索する

治療や処置などの有効性について調べたいとき、「有効性」のような漠然とした語を使って検索すると、思うような結果が得られません。

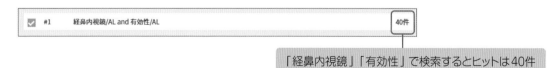

「経鼻内視鏡」「有効性」で検索するとヒットは40件

一言で有効性といっても、診断の精度、治療成績、患者のQOL、死亡率減少など様々な評価項目があるので、何を有効性の指標とするかを明確にし、検索語に反映させます。ここでは、「患者の苦痛が少ない」ことを指標として検索してみます。

「経鼻内視鏡」で検索すると2,206件ヒットしましたが、対応するシソーラス用語が医中誌Webに登録されていないためマッピングが行われていません。

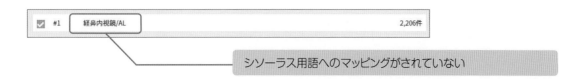

①このような場合は、用語をふたつに分けて考えます。「経鼻」はシソーラス用語「鼻腔」を使います。内視鏡による治療や検査はシソーラス用語「内視鏡法」を使います。また、処置が原因で何らかの悪影響が引き起こされることを示す副標目「有害作用」（9章1「副標目」参照）を組み合わせます。「鼻腔/TH」「内視鏡法；有害作用/TH」で検索します。

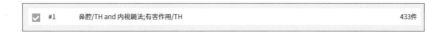

②「苦痛」については、医中誌フリーキーワード（4章2「医中誌フリーキーワード」参照）として「苦痛」が登録されていますが、経鼻内視鏡により引き起こされる苦痛の症状には痛み、出血、吐き気など様々あり、「苦痛」だけでは取りこぼす可能性があります。また、それらの症状に対応する検索語を網羅するのは困難です。そこで、何らかの処置が原因となって疾患や症状が引き起こされたことを表す副標目「病因」のみで検索します。そうすることで、①で「内視鏡法」につけた副標目「有害作用」と対になって、『内視鏡によって引き起こされた何らかの有害な症状』を検索することができます。シソーラス用語にひもづけせずに副標目のみで検索するには、「SH＝副標目」と直接入力します。（副標目については9章1「副標目」を、副標目を使った検索方法は5章5「副標目を使って検索する」、7章3-2「疾患・症状の原因」を参照）

③それぞれの結果をand検索します。その結果325件になりました。

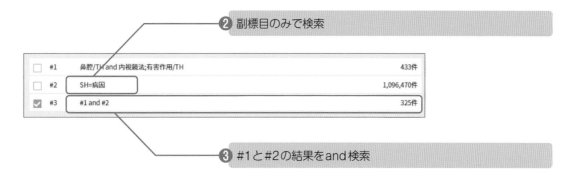

Ⅰ 概要・基本情報

Ⅱ 基本的な検索の流れ

Ⅲ 検索してみよう

Ⅳ シソーラスを活用しよう

Ⅴ 目的別の検索例

Ⅵ テーマによる検索例

Ⅶ 思うように検索ができないとき

Ⅷ 便利な機能

Ⅸ 用語説明

Ⅹ 文献入手方法

④必要に応じてさらに絞り込みをします。治療等の有効性についてはランダム化比較試験をはじめとする比較試験の研究論文が役に立つので、一例として研究デザインで絞り込みをします。「メタアナリシス」「ランダム化比較試験」「準ランダム化比較試験」「比較研究」を選択し、検索を実行します。

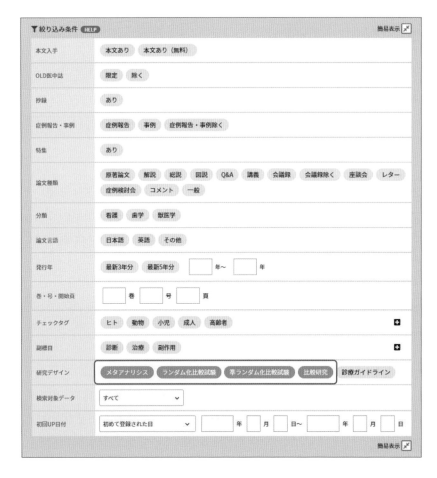

⑤その結果40件に絞り込まれました。

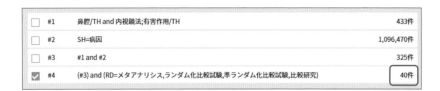

4 経腸栄養時の追加水について検索する

文献検索の際、医療現場で使用されている言葉は統制語にマッピングされないことも多くあります。この例の「追加水」もそのまま検索に利用するとほとんどヒットしないため、他の表現をor検索で組み合わせます。
①「追加水」だけでなく「水分投与」とシソーラス用語「水」も組み合わせて検索したところ、201件と大幅にヒット数が増えました。

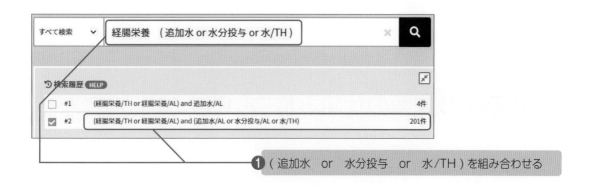

❶ （追加水　or　水分投与　or　水/TH）を組み合わせる

②論文種類「解説・総説」は、各分野の専門家が特定の事柄について概説・考察したものです（1章2-2）「収載されている論文の種類と割合」参照）。例えば文献を探している理由が「追加水を投与するタイミングが知りたい」などの場合、「解説・総説」に絞り込むことで、特集記事など医療現場での標準的な対応を解説している論文にたどり着きやすくなります。特に看護分野では現場での実践方法を調べるニーズが高いため、この絞り込み方法が便利です。②画面左の絞り込み条件から「解説・総説」を選択し、③「履歴プラス検索」をクリックします。

	絞り込み条件 HELP		検索履歴 HELP	
本文入手			#1	(経腸栄養/TH or 経腸栄養/AL) and 追加水/AL
本文あり　本文あり（無料）		☑	#2	(経腸栄養/TH or 経腸栄養/AL) and (追加水/AL or 水分投与/
抄録		AND∨	履歴プラス検索	
あり				
論文種類		すべて 201件	本文あり 72件	
原著論文　解説・総説				
会議録<		すべてチェック		

❷ 解説・総説を選択　　　　　　　　　　**❸** クリック

④その結果76件に絞り込まれました。画面左の絞り込み条件で「解説・総説」を選択した場合、論文種類に「図説」「Q&A」「講義」も含めた絞り込みが実行されます。（3章p.26ワンポイント参照）

	#1	(経腸栄養/TH or 経腸栄養/AL) and 追加水/AL	4件
	#2	(経腸栄養/TH or 経腸栄養/AL) and (追加水/AL or 水分投与/AL or 水/TH)	201件
☑	#3	(#2) and (PT=解説,総説,図説,Q&A,講義)	76件

⑤先行研究を調べている場合は「原著論文」にするのが有効です。この例では46件に絞り込まれ、追加水を投与するタイミングや方法、水先投与の有効性などの研究結果がヒットしました。

	#1	(経腸栄養/TH or 経腸栄養/AL) and 追加水/AL	4件
	#2	(経腸栄養/TH or 経腸栄養/AL) and (追加水/AL or 水分投与/AL or 水/TH)	201件
	#3	(#2) and (PT=解説,総説,図説,Q&A,講義)	76件
☑	#4	(#2) and (PT=原著論文)	46件

I 概要・基本情報
II 基本的な検索の流れ
III 検索してみよう
IV シソーラスを活用しよう
V 目的別の検索例
VI テーマによる検索例
VII 思うように検索ができないとき
VIII 便利な機能
IX 用語説明
X 文献入手方法

ゆるふわ検索の仕組みについて

　ゆるふわ検索は、医中誌 Web のメインの検索機能であるシソーラスを活用したキーワード検索とは別に、新たに試験的に導入した機能で、文章を入力してそのまま検索することができます。実行すると、指定の文章の内容と類似度の高い論文がヒットします。類似度はスコア化され、そのスコアが高い順に検索結果として表示されます。キーワードのみ入力して検索することもできますが、類似度を測る上で、複数の単語を含む一定以上の長さの文章で検索したほうが検索精度は高くなります。例えば看護や心理学分野など、検索キーワードの設定が難しい場合などに特に有効です。

　検索システムには、株式会社エムエムツインズが開発する機械学習型検索エンジンを採用しています。この検索エンジンは、文章中に含まれる単語の重要度を評価する手法の1つであるTF-IDF（Term Frequency - Inverse Document Frequency）という仕組みをベースに構築されています。TFは、文章内での単語の出現頻度を表します。

出現頻度が高いほど、その単語は重要であると評価されます。IDF は、ある単語が他の文章内でどの程度出現するかを表します。多くの文章で頻繁に出現する単語は評価が低くなり、逆に特定の文章にしか出現しない稀な単語であれば評価は高くなります。TF-IDF は、これら2つの指標を掛け合わせた値になります。文章から抽出された各単語が、その文章内では多く出現して他の文章内ではあまり出現しないほど評価は高くなります。TF-IDF で計算された各文章の特徴から文章間の類似度を求め、スコアの高い順に類似度の高い文章と判断されます。

　ゆるふわ検索の検索エンジンは、この技術をベースにして、開発元の独自のノウハウや技術により更に細かくカスタマイズ・拡張されています。なお、医中誌データを効率よく検索するためのデータのカスタマイズも行っており、より類似度の高い論文の検索ができるよう工夫しています。今後、更なる検索精度の向上を目指していきます。

（NPO法人 医学中央雑誌刊行会　データベース事業部　黒沢 俊典）

Ⅶ. 思うように検索ができないとき

Ⅶ.思うように検索ができないとき

1 検索の結果ヒット件数が多い

検索の結果、ヒット件数が多くなる原因は主にふたつ考えられます。ひとつは、発表される論文数が多いテーマ・分野であること、もうひとつはノイズ（関係のない文献）が多く含まれていることです。

1-1）論文数が多いテーマ・分野の場合

がん、糖尿病など罹患人口の多い疾患は、学会発表、症例報告、研究が盛んに行われるため、論文数が多く、医中誌Webの検索でもヒット件数が多くなります。その場合、以下の方法で絞り込みをすると、より的確な結果を得ることができます。

（1）検索語数を増やす

異なる概念の検索語を追加してand検索します。複数の検索語をスペースで区切って入力するとand検索が行われます。検索語の数が増えるほど絞り込みの度合いが高くなり、文献数は減るので、最初から多くの検索語を使うのではなく、結果を見ながら検索語数を徐々に増やしたり、組み合わせを変えたりするなどして調整します。

同類の概念を持つ検索語（「胃食道逆流症」と「GERD」など）を追加する場合はor検索を行い、丸括弧で囲って他の概念と区別します。

例：胃食道逆流症の腹腔鏡下手術の治療成績について検索する場合

（胃食道逆流症 or GERD）	12,567件
（胃食道逆流症 or GERD）and 腹腔鏡下手術	1,240件
（胃食道逆流症 or GERD）and 腹腔鏡下手術 and 治療成績	319件

（2）より狭い概念の検索語を使用する

医中誌Webのデータには、論文の内容を表す統制語（シソーラス用語と医中誌フリーキーワード）が索引語として付与されています。シソーラス用語は広い概念から狭い概念へと階層化されていて、より狭い概念のシソーラス用語を使うことで論文の内容を特定的に絞り込むことができます。下図は、シソーラス用語「脳卒中」と、その下位概念を示しています。

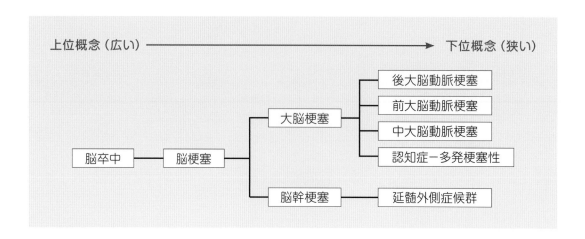

脳卒中の概念の上位から下位の各レベルでの検索結果は下記のようになり、概念が狭くなるほど件数が少なくなることがわかります。

☐	#1	脳卒中/TH	104,949件
☐	#2	脳梗塞/TH	68,404件
☐	#3	大脳梗塞/TH	5,009件
☐	#4	後大脳動脈梗塞/TH	197件

シソーラス用語を指定して検索するには、「シソーラス用語/TH」のように入力します。シソーラスについての解説は4章「シソーラスを活用しよう」を参照してください。

(3) 論文の内容をより適切に表す統制語を使う

論文が主に扱うテーマの統制語（シソーラス用語と医中誌フリーキーワード）は「メジャー統制語」として区別されています。医中誌Webのキーワードの中で＊（アスタリスク）が付けられている統制語がメジャー統制語です。

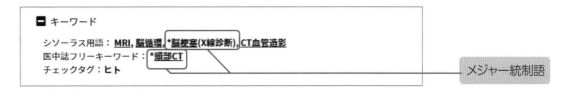

メジャー統制語を使って検索することで、テーマに関連性の高い論文に絞り込むことができます。シソーラスブラウザで統制語を指定する時に「メジャー統制語に限定する」を選択するか、「統制語/MTH」のように入力して検索します。

もうひとつの方法は、下位語を含めない検索を行うことです。シソーラス用語は階層化されており、通常は下位語を含めた検索が行われますが、シソーラス用語の前に「@」をつけて「@シソーラス用語/TH」のよう入力すると、下位語を含めない検索が行われ、より適切な概念レベルの論文に絞り込むことができます。ただし、下位語を含めることにより検索もれを防ぐという利点もありますので、その点を留意して使い分けてください。

☐	#1	脳卒中/TH	104,949件	⋯⋯	統制語で検索
☐	#2	脳卒中/MTH	62,453件	⋯⋯	メジャー統制語で検索
☐	#3	@脳卒中/TH	37,906件	⋯⋯	下位語を含めず統制語で検索
☐	#4	@脳卒中/MTH	27,941件	⋯⋯	下位語を含めずメジャー統制語で検索

(4) 副標目を活用する

統制語に対して付与される副次的なキーワードが副標目です。治療、診断、予後などの副標目を付与することで、統制語の持つ意味がさらに限定され、論文の内容をより正確に表すことができます。副標目の詳細は9章1「副標目」を、副標目の活用方法は8章3「検索語間の関係を指定したい」を、詳しい検索方法は5章5「副標目を使って検索する」を参照してください。

I 概要・基本情報
II 基本的な検索の流れ
III 検索してみよう
IV シソーラスを活用しよう
V 目的別の検索例
VI テーマによる検索例
VII 思うように検索ができないとき
VIII 便利な機能
IX 用語説明
X 文献入手方法

(5) 会議録を除く

学会発表の要旨である会議録は、医中誌Webデータの約6割を占めているため、検索結果にも多く含まれる傾向があります。会議録は、症例報告が多く速報性に優れているため、臨床上の参考となりますが、論文になる前の研究段階であることが多く、1件に含まれる情報量が少ないため、何らかの意思決定の判断材料とするには精度に欠ける情報源といえます。ですから検索結果が多すぎる場合は、まず会議録を除く絞り込みをすることをお勧めします。絞り込みの方法は3章6「絞り込み」を参照してください。

1-2）ノイズ（関係ない論文）が多い場合

検索結果にノイズが多い場合は、検索結果を確認してその原因を特定することが大切です。医中誌Webの場合、項目を指定せずに検索語を入力すると、すべてのデータ項目を対象にして文字列検索が行われますが、それがノイズの原因になることがあります。そのようなノイズを減らすためには以下の方法を用います。

(1) シソーラス用語を使う

「川崎病」を検索語として使うと、「川崎病院」などデータのどこかに「川崎病」の文字列を含む論文が検索対象となり、川崎病とは関係ない論文が多数ヒットします。

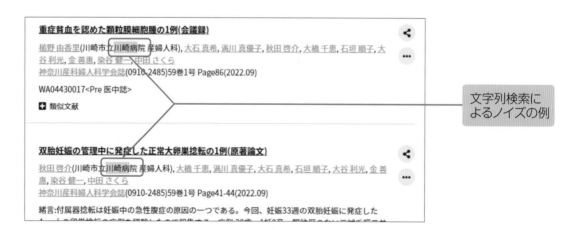

その場合は、論文の内容を表すシソーラス用語に限定した検索をします。シソーラス用語がわかっている場合は直接検索ボックスに入力するか、検索ボックスメニューから項目を統制語にして検索します。

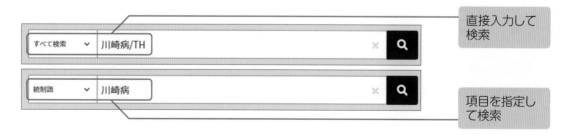

(2) 項目を指定する

雑誌「糖尿病」に掲載された論文を検索しようとして、何も指定せずに「糖尿病」を検索語にすると、論文タイトル、著者所属、シソーラス用語などに「糖尿病」が含まれる論文がヒットし、ノイズ

が生じます。この場合は、収載誌名を指定した検索をします。方法は5章1「特定の雑誌に掲載された文献を検索する」を参照してください。雑誌名に限らず、項目を指定して検索すると、より適切な検索結果が得られるようになります。

2 検索の結果ヒット件数が少ない

検索結果が少ない原因は、もともと論文が少ないテーマ・分野であるか、検索語が適切でないということが考えられます。

2-1）論文数が少ないテーマ・分野の場合

少しでも関連しそうな文献をなるべく広く検索します。

（1）検索語数を減らす

文献を絞り込み過ぎることがないよう、検索語を減らします。

例：メビウス症候群の診断に至る過程がわかる症例を調べる

テーマから考えられる検索語「メビウス症候群」「診断」「過程」「症例」をすべて使って検索すると、0件になってしまいます。このような場合は、まずメインテーマの検索語のみで検索し、ヒット件数に応じて検索語を追加していきます。なお上記のキーワードのうち「過程」は医学用語ではないため検索語には不適切です。また「診断」は診断に関する副標目を使い（5章5「副標目で検索する」参照）、「症例」は論文種類（PT=症例報告）で絞り込むと、より適切な結果が得られます。

メビウス症候群は症例数が少ないので、疾患名のみで検索してもそれほど多くはならず、検索結果のすべてを確認することも十分可能ですが、上に述べた通り順に絞り込みをすると以下のようになります。

検索語の種類	検索式	件数
最初のキーワード	メビウス症候群 and 診断 and 過程 and 症例	0件
疾患名	メビウス症候群	163件
疾患名 × 診断の副標目	メビウス症候群 and （SH=診断的利用,診断,画像診断,X線診断,放射性核種診断,超音波診断）	47件
疾患名 × 診断の副標目 × 論文種類	メビウス症候群 and （SH=診断的利用,診断,画像診断,X線診断,放射性核種診断,超音波診断） and PT=症例報告	32件

2-2）検索語が適切でない場合

（1）長い単語を分解して短くする

ひとつの検索語が長く概念が特定的な場合は、検索語数が少なくても、あまりヒットしないことが

I 概要・基本情報
II 基本的な検索の流れ
III 検索してみよう
IV シソーラスを活用しよう
V 目的別の検索例
VI テーマによる検索例
VII 思うように検索ができないとき
VIII 便利な機能
IX 用語説明
X 文献入手方法

あります。そのようなときは単語を分解して検索すると、シソーラス用語へのマッピングが機能するようになるなど、いくつかの要因が重なって多くの論文が検索されるようになります。「両側性感音難聴」を例に、4種類の方法で検索してみます。

(A)「両側性感音難聴」 （ひとつの単語）

☑	#1	両側性感音難聴/AL	177件

(B)「両側性」「感音難聴」 （ふたつの単語に分解）

☐	#1	両側性感音難聴/AL	177件
☑	#2	両側性/AL and (難聴-感音性/TH or 感音難聴/AL)	623件

「両側性」は文字列検索、「感音難聴」はシソーラス用語「難聴−感音性」にマッピングされた結果、(A)に比べ文献数は約3.5倍に増えました。(A)との差を見てみると、「両側性特発性感音難聴」など、検索語の間に他の語が入ったタイトルも含まれるようになり、より広く適合論文が検索できていました。

(C)「両側」「感音難聴」 （「両側性」を「両側」に変更）

☐	#1	両側性感音難聴/AL	177件
☐	#2	両側性/AL and (難聴-感音性/TH or 感音難聴/AL)	623件
☑	#3	両側/AL and (難聴-感音性/TH or 感音難聴/AL)	1,196件

さらに文献数が増えました。(B)との差は、「両側高度感音難聴」「両側の感音性難聴を認めた」など、「両側性」の文字列ではない表現を使っている論文が検索されるようになったことです。一方で「両側側頭葉」などのノイズも含まれるようになりました。

(D)「両側」「感音」「難聴」 （3つの単語に分解）

☐	#1	両側性感音難聴/AL	177件
☐	#2	両側性/AL and (難聴-感音性/TH or 感音難聴/AL)	623件
☐	#3	両側/AL and (難聴-感音性/TH or 感音難聴/AL)	1,196件
☑	#4	両側/AL and 感音/AL and (難聴/TH or 難聴/AL)	1,271件

文献数がさらに増えましたが、倍増するほどではありません。(C)と比べると、抄録中の文字列でヒットした論文が増えました。両側性感音難聴は主題ではなく、抄録中で言及されているだけの場合など、多少の関連性があると思われる論文が追加されたことになります。

以上(A)〜(D)の結果を比べると、(A)「両側性感音難聴」は特定的過ぎる検索語で、シソーラス用語にマッピングされないため、検索漏れの割合が高くなるので使わないようにするべきですが、それ以外はどれが正解と断定することができません。関連性の高いものがいくつかあればよい場合は(B)、少しでも関連しているものをもれなく検索したいのであれば(D)など、ニーズに

よって使い分けたほうがよいからです。

また「両側性感音難聴」の例でもわかるとおり、「悪性」「良性」「慢性」「急性」「特発性」「原発性」など疾患の特性を限定する言葉が含まれているキーワードを、疾患名につけて検索語として使うと適切なシソーラスにマッピングされないことがあり、検索漏れの原因となるので注意してください。

3 検索語間の関係を指定したい

6章1「肺癌から転移した胃癌について検索する」にもあるように、副標目を使うと疾患と疾患の関係を区別して検索をすることができます。

この項では、副標目を使うことで概念間の関係をどのように区別ができるかを解説します。検索方法は5章5「副標目を使って検索する」を、副標目については9章1「副標目」を参照してください。なお、副標目の付与は一定の規則に従って行われていますが、付与には多少の揺れがあります。また、Pre医中誌データ (3章7-1) Ⓔ「文献番号」参照) は索引作業前のため、副標目を使うとヒットしません。副標目の使用には、これらの点を念頭に置き、網羅性とノイズのバランスにより使い分けてください。。

3-1) 腫瘍の原発と転移

(1) 転移先となる部位
転移先の部位腫瘍名および転移した組織型腫瘍名に副標目「転移性」をつけます。
検索例：胃癌の大腸転移
　→　**胃腫瘍/TH and 大腸腫瘍;転移性/TH**
検索された論文例　「胃癌原発の転移性大腸癌の一例」

検索例：子宮頸部腺癌から転移した脳腫瘍
　→　**子宮頸部腫瘍/TH and 脳腫瘍;転移性/TH and 腺癌;転移性/TH**
検索された論文例　「髄液細胞診にて脳室内転移と診断した子宮頸部腺癌の1例」

3-2) 疾患・症状の原因

(1) 原因となる因子 (微生物、環境、社会的因子、危険因子)
疾患名に副標目「病因」を付けます。
検索例：蕁麻疹の原因について検索する
　→　**蕁麻疹;病因/TH**
検索された論文例　「日光蕁麻疹が疑われた温熱蕁麻疹」

I 概要・基本情報
II 基本的な検索の流れ
III 検索してみよう
IV シソーラスを活用しよう
V 目的別の検索例
VI テーマによる検索例
VII 思うように検索ができないとき
VIII 便利な機能
IX 用語説明
X 文献入手方法

（2） 薬物、化学物質が原因の疾患・症状

疾患名に副標目「化学的誘発」、原因物質を特定する場合はその物質に副標目「毒性・副作用」を付けます。

検索例：アスピリンによる蕁麻疹

　→　蕁麻疹;化学的誘発/TH and Aspirin;毒性・副作用/TH

検索された論文例　「アスピリン蕁麻疹の治療と生活指導」

ワンポイント
（1）の「病因」と（2）の「化学的誘発」の違いは微妙で、索引に揺れがあることを考えて、両方とも使って検索します。それぞれの結果をor検索することで検索漏れを防ぐことができます。

（3） 診断、治療、予防、麻酔、外科、その他の処置が原因の疾患・症状

疾患名・症状に副標目「病因」を、処置や診断に副標目「有害作用」を付けます。

検索例：輸血によるアナフィラキシーショック

　→　輸血;有害作用/TH and アナフィラキシー;病因/TH

検索された論文例　「自己血輸血によってアナフィラキシー様の反応を引き起こした症例」

（4） 他の疾患・症状が原因となり発症する疾患・症状

原因疾患名・症状に副標目「合併症」、後から発症した疾患名・症状に副標目「病因」を付けます。

検索例：脳梗塞による嚥下障害

　→　脳梗塞;合併症/TH and 嚥下障害;病因/TH

検索された論文例　「当院脳卒中患者における嚥下障害発症頻度の検討」

検索例：ストレスによる糖尿病

　→　ストレス;合併症/TH　糖尿病;病因/TH

検索された論文例　「ストレスと内分泌・代謝系疾患」

3-3）疾患と薬の関係

（1） 薬による疾患の治療

薬物名、薬効に副標目「治療的利用」、疾患名に副標目「薬物療法」を付けます。

検索例：メサラジンによる潰瘍性大腸炎の治療

　→　大腸炎-潰瘍性;薬物療法/TH and Mesalazine;治療的利用/TH

検索された論文例　「当科におけるメサラジン経口腸溶製剤による、潰瘍性大腸炎治療成績の検討」

（2） 薬による副作用

薬物名、薬効に副標目「毒性・副作用」、薬によって引き起こされた疾患名に副標目「化学的誘発」を付けます。治療していた疾患を入れる場合は疾患名に副標目「薬物療法」を付けます。

検索例：大腸性潰瘍炎のメサラジンによる治療で引き起こされた間質性腎炎

→　　Mesalazine；毒性・副作用/TH and 腎炎-間質性；化学的誘発 and 大腸炎-潰瘍性；薬物療法/TH

検索された論文例　　「メサラジンの長期治療中に尿細管間質性腎炎を発症した潰瘍性大腸炎の一例」

I 概要・基本情報

II 基本的な検索の流れ

III 検索してみよう

IV シソーラスを活用しよう

V 目的別の検索例

VI テーマによる検索例

VII 思うように検索ができないとき

VIII 便利な機能

IX 用語説明

X 文献入手方法

PubMed検索機能の
検索式生成および実行

　PubMed 検索機能では、日本語で PubMed を検索することができます。日本語で入力された検索条件は、自動翻訳機能や医学中央雑誌刊行会が作成する医学用語シソーラス・収載誌辞書等を使用して、適切に英語の検索式に展開されます。自動翻訳機能には、Microsoft Azure で提供される翻訳 API（Translator Text API）を採用しています。単語だけでなく、文章を入力してもリアルタイムに高い精度で翻訳されます。また、医学用語シソーラスは、NLM（米国国立医学図書館）の MeSH に準拠しているため、日本語で入力されたキーワードを MeSH 用語（または Supplementary Concept Records）にマッピングすることが可能です。

　例えば、検索フィールドを指定せずに「肺がん」と入力すると、以下のように検索式が生成されます。

① 医学用語シソーラスを参照し、「肺がん」を統制する「肺腫瘍」というシソーラス用語が特定され、更にそれに対応するMeSH用語「Lung Neoplasms」にマッピングする。
② Translator Text APIにより、「Lung cancer」に自動翻訳される。
③ ①②の結果をORで繋ぎ、「Lung Neoplasms[MH] OR Lung cancer 」という検索式を生成する。

　検索式中の [MH] は、MeSH フィールドに限定して検索するためのタグです。マッピングした MeSH 用語に [MH] を指定することにより、適合率・再現率の高い検索が実行されます。また、自動翻訳されたキーワードにはタグをセットせず、そのまま MeSH 用語と OR で繋いで検索します。そうすることによって、更に検索漏れの少ない幅の広い検索を実現します。MeSH 用語にマッピングしない場合は、自動翻訳されたキーワードのみで検索を行います。

　検索フィールドを指定した場合は、該当の検索タグをセットして適切な検索式を生成します。
（例）　統制語 → [MH] ／　著者名 → [AU] ／　収載誌名 → [TA]

　また、絞り込みの条件も画面上から日本語で選択することができます。選択した条件は、MEDLINE の Publication Type, Subheadings, Check tag などの対応する項目に展開され、検索式に反映されます。
（例）　本文あり → "loattrfull text"[SB] ／　薬物療法 → "drug therapy"[SH]
　　　　ランダム化比較試験 → "Randomized Controlled Trial"[PT]

　検索フィールドの詳細は以下で案内しています。
　　　　https://help.jamas.or.jp/houjin/pubmedField.html

　検索は、PubMed が提供する API（E-utilities）を使用して実行します。E-utilities の ESearch という機能に検索式を送信すると検索が実行され、ヒットしたレコードの論文 ID（PMID）のリストで戻ってきます。取得した PMID を使用して、EFetch という機能で論文の書誌情報を、ELink という機能でフルテキストへのリンク情報を取得します。取得した結果は適切に処理され、検索結果として医中誌 Web の画面上で表示されます。

（NPO法人 医学中央雑誌刊行会　データベース事業部　黒沢 俊典）

Ⅷ. 便利な機能

Ⅷ. 便利な機能

1 検索結果の保存・利用

医中誌Webの検索結果から必要な情報を印刷、ファイル保存、メール送信で保管しておくことができます。紙に印刷することも可能ですが、そのままでは活用の範囲が限られます。検索した文献情報は、電子データで保存しておくと、後からデータを探すときや、参考文献として書誌情報を記載するときに便利です。携帯端末で見られるようにしておけば、印刷する必要もありません。ここでは印刷以外の保存方法について説明します。

保存方法には、1) テキストファイルでダウンロードする、2) メールで送信する、3) ダイレクトエクスポート (他サービスに転送) する、の3通りあります。

1-1) テキストファイルでダウンロードする

① ダウンロードする文献の項番号にチェックを入れます。

② をクリックします。

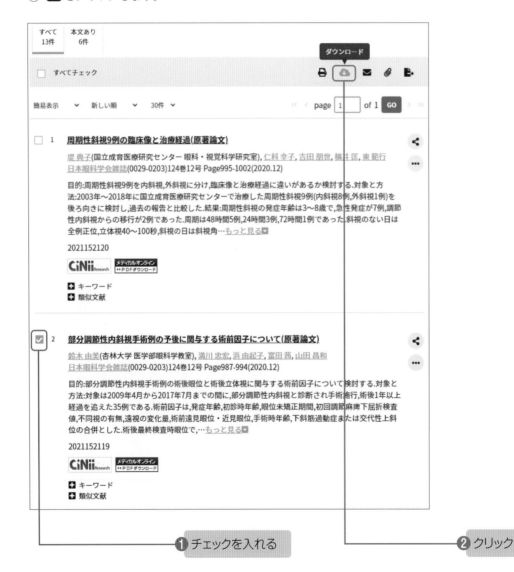

③ 以下のようなウィンドウが表示されるので、必要項目を指定します。

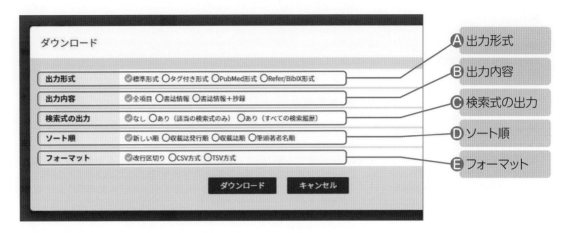

Ⓐ出力形式

用途に応じて出力形式を選びます。

標準形式

項目名を含め、検索結果画面と同じ内容がダウンロードされます。

1. 2021152119
部分調節性内斜視手術例の予後に関与する術前因子について
Author：鈴木 由美(杏林大学 医学部眼科学教室), 満川 忠宏, 浜 由起子, 富田 茜, 山田 昌和
Source：日本眼科学会雑誌(0029-0203)124巻12号 Page987-994(2020.12)
論文種類：原著論文/比較研究
シソーラス用語：奥行知覚; 外斜視(診断,外科的療法,予後); 眼屈折; 視力; *内斜視(診断,外科的療法,予後); 眼; ロジスティックモデル; 後向き研究; 発病年齢
医中誌フリーキーワード：大型弱視鏡; 眼位; 立体視検査
チェックタグ：ヒト; 乳児(1〜23ヶ月); 幼児(2〜5); 小児(6〜12); 男; 女
Abstract：目的:部分調節性内斜視手術例の術後眼位と術後立体視に関与する術前因子について検討する.対象と方法:対象は2009年4月から2017年7月までの間に,部分調節性内斜視と診断され手術施行,術後1年以上経過を追えた35例である.術前因子は,発症年齢,初診時年齢,眼位未矯正期間,初回調節麻痺下屈折検査値,不同視の有無,遠視の変化量,術前遠見眼位・近見眼位,手術時年齢,下斜筋過動症または交代性上斜位の合併とした.術後最終検査時眼位で,遠見と近見眼位ともに10プリズムジオプトリー(PD)未満を眼位良好群,10PD以上内斜視を内斜視群,10PD以上外斜視を外斜視群とし,術後立体視は,3,000秒以下かつ大型弱視鏡検査にてstereoscopic vision(SV)(+)を立体視(+)群とし,これら以外をすべて立体視(-)群とし,術前因子について比較検討した.結果:眼位良好群17例,内斜視群13例,外斜視群は5例で,発症年齢は,それぞれ28.7±13.5ヵ月,17.0±10.8ヵ月,11.4±7.0ヵ月と,内斜視群と外斜視群ともに眼位良好群より有意に低年齢であった(p=0.03,p=0.02,Mann-Whitney U-test).また,立体視(+)群は16例,立体視(-)群は19例であった.発症年齢は,それぞれ30.4±13.0ヵ月,14.7±9.4ヵ月で,立体視(-)群が有意に低年齢であった(p<0.01).下斜筋過動症または交代性上斜位の合併は外斜視群と立体視(-)群に有意に多かった(p<0.01).そして,術後眼位および術後立体視に最も影響する術前因子は,ロジスティック解析の結果,発症年齢であった.結論:部分調節性内斜視手術例において,術後の眼位不良と立体視不良を予測する術前要因として内斜視の早期発症が示された.(著者抄録)

タグ付き形式

タグとは項目名を表す記号です。この形式のタグは医中誌特有のもので、アルファベット2〜4文字です。ただしタグが付くのは③の図Ⓔ「フォーマット」で「改行区切り」を選んだときのみです。

UI:2021152119
TI:部分調節性内斜視手術例の予後に関与する術前因子について
LA:日本語
AU:鈴木 由美, 満川 忠宏, 浜 由起子, 富田 茜, 山田 昌和
IN:杏林大学 医学部眼科学教室

Ⅰ 概要・基本情報
Ⅱ 基本的な検索の流れ
Ⅲ 検索してみよう
Ⅳ シソーラスを活用しよう
Ⅴ 目的別の検索例
Ⅵ テーマによる検索例
Ⅶ 思うように検索ができないとき
Ⅷ 便利な機能
Ⅸ 用語説明
Ⅹ 文献入手方法

JN:日本眼科学会雑誌
IS:0029-0203
VO:124
IP:12
PG:987-994
DP:2020.12
PN:(公財)日本眼科学会
PT:原著論文
RD:比較研究
TH:奥行知覚; 外斜視(診断,外科的療法,予後); 眼屈折; 視力; *内斜視(診断,外科的療法,予後); 眼; ロジスティックモデル; 後向き研究; 発病年齢
FT:大型弱視鏡; 眼位; 立体視検査
CK:ヒト; 乳児(1〜23ヶ月); 幼児(2〜5); 小児(6〜12); 男; 女

AB:目的:部分調節性内斜視手術例の術後眼位と術後立体視に関与する術前因子について検討する.対象と方法:対象は2009年4月から2017年7月までの間に,部分調節性内斜視と診断され手術施行,術後1年以上経過を追えた35例である.術前因子は,発症年齢,初診時年齢,眼位未矯正期間,初回調節麻痺下屈折検査値,不同視の有無,遠視の変化量,術前遠見眼位・近見眼位,手術時年齢,下斜筋過動症または交代性上斜位の合併とした.術後最終検査時眼位で,遠見と近見眼位ともに10プリズムジオプトリー(PD)未満を眼位良好群,10PD以上内斜視を内斜視群,10PD以上外斜視を外斜視群とし,術後立体視は,3,000秒以下かつ大型弱視鏡検査にてstereoscopic vision(SV)(+)を立体視(+)群とし,これら以外をすべて立体視(-)群とし,術前因子について比較検討した.結果:眼位良好群17例,内斜視群13例,外斜視群は5例で,発症年齢は,それぞれ28.7±13.5ヵ月,17.0±10.8ヵ月,11.4±7.0ヵ月と,内斜視群と外斜視群ともに眼位良好群より有意に低年齢であった($p=0.03$,$p=0.02$,Mann-Whitney U-test).また,立体視(+)群は16例,立体視(-)群は19例であった.発症年齢は,それぞれ30.4±13.0ヵ月,14.7±9.4ヵ月で,立体視(-)群が有意に低年齢であった($p<0.01$).下斜筋過動症または交代性上斜位の合併は外斜視群と立体視(-)群に有意に多かった($p<0.01$).そして,術後眼位および術後立体視に最も影響する術前因子は,ロジスティック解析の結果,発症年齢であった.結論:部分調節性内斜視手術例において,術後の眼位不良と立体視不良を予測する術前要因として内斜視の早期発症が示された.(著者抄録)

PDAT:2021-02-16
IDAT:2021-06-01

UI	Unique Identifier	文献番号
TI	Title	タイトル
LA	Language	言語
AU	Author	著者名
IN	Institution	筆頭著者所属機関
JN	Journal	収載誌名
IS	ISSN	国際標準逐次刊行物番号
VO	Volume	巻
IP	Issue/Part	号
PG	Page	ページ
DP	Date of Publication	発行年月
PN	Publisher	発行元
PT	Publication Type	論文種類
RD	Research Design	研究デザイン
TH	Thesaurus	シソーラス用語（副標目付き）
FT	Free Term	医中誌フリーキーワード（副標目付き）
CK	Check Tag	チェックタグ
AB	Abstract	抄録
DOI	Digital Object Identifier	DOI
PDAT	Pre Date	Pre医中誌データが登録された日付
IDAT	Indexing Date	索引完了データが登録された日付

PubMed形式

MEDLINEデータベースで使用されているタグが付きます。PubMed形式のファイルに対応したソフトウエア等に取り込むときは、この形式でダウンロードしてください。

```
UI  - 2021152119
TI  - 部分調節性内斜視手術例の予後に関与する術前因子について
LA  - 日本語
AU  - 鈴木 由美
AU  - 満川 忠宏
AU  - 浜 由起子
AU  - 富田 茜
AU  - 山田 昌和
IN  - 杏林大学 医学部眼科学教室
SO  - 日本眼科学会雑誌. 2020.12;124(12):987-994.
IS  - 0029-0203 (Print)
PB  - (公財)日本眼科学会
PT  - 原著論文
PT  - 比較研究
MH  - 奥行知覚
MH  - 外斜視(診断,外科的療法,予後)
MH  - 眼屈折
MH  - 視力
MH  - *内斜視(診断,外科的療法,予後)
MH  - 眼
MH  - ロジスティックモデル
MH  - 後向き研究
MH  - 発病年齢
MH  - 大型弱視鏡
MH  - 眼位
MH  - 立体視検査
MH  - ヒト
MH  - 乳児(1～23ヶ月)
MH  - 幼児(2～5)
MH  - 小児(6～12)
MH  - 男
MH  - 女
AB  - 目的:部分調節性内斜視手術例の術後眼位と術後立体視に関与する術前因子について検討する.対象と方法:対象は2009年4月から2017年7月までの間に,部分調節性内斜視と診断され手術施行,術後1年以上経過を追えた35例である.術前因子は,発症年齢,初診時年齢,眼位未矯正期間,初回調節麻痺下屈折検査値,不同視の有無,遠視の変化量,術前遠見眼位・近見眼位,手術時年齢,下斜筋過動症または交代性上斜位の合併とした.術後最終検査時眼位で,遠見と近見眼位ともに10プリズムジオプトリー(PD)未満を眼位良好群,10PD以上内斜視を内斜視群,10PD以上外斜視を外斜視群とし,術後立体視は,3,000秒以下かつ大型弱視鏡検査にてstereoscopic vision(SV)(+)を立体視(+)群とし,これら以外をすべて立体視(-)群とし,術前因子について比較検討した.結果:眼位良好群17例,内斜視群13例,外斜視群は5例で,発症年齢は,それぞれ28.7±13.5ヵ月,17.0±10.8ヵ月,11.4±7.0ヵ月と,内斜視群と外斜視群ともに眼位良好群より有意に低年齢であった(p=0.03,p=0.02,Mann-Whitney U-test).また,立体視(+)群は16例,立体視(-)群は19例であった.発症年齢は,それぞれ30.4±13.0ヵ月,14.7±9.4ヵ月で,立体視(-)群が有意に低年齢であった(p<0.01).下斜筋過動症または交代性上斜位の合併は外斜視群と立体視(-)群に有意に多かった(p<0.01).そして,術後眼位および術後立体視に最も影響する術前因子は,ロジスティック解析の結果,発症年齢であった.結論:部分調節性内斜視手術例において,術後の眼位不良と立体視不良を予測する術前要因として内斜視の早期発症が示された.(著者抄録)
EDAT- 2021/02/16
MHDA- 2021/06/01
```

UI	Unique Identifier	文献番号
TI	Title	タイトル
LA	Language	言語
AU	Author	著者名
IN	Institution	筆頭著者所属機関
SO	Source	収載誌名・発行年月・巻・号・ページ
IS	ISSN	国際標準逐次刊行物番号

I 概要・基本情報
II 基本的な検索の流れ
III 検索してみよう
IV シソーラスを活用しよう
V 目的別の検索例
VI テーマによる検索例
VII 思うように検索ができないとき
VIII 便利な機能
IX 用語説明
X 文献入手方法

PB	Publisher	発行元
PT	Publication Type	論文種類
MH	Medical Subject Headings	シソーラス用語（副標目付き）・フリーキーワード（副標目付き）・チェックタグ
AB	Abstract	抄録
AID	Article Identifier	DOI
EDAT	Entrez Date	データベースに登録された日付
MHDA	MeSH Date	索引完了データが登録された日付

Refer/BiblX形式

EndNote（文献情報管理・論文作成支援ソフト）にデータをインポートするための形式です。

```
%0 Journal Article
%M 2021152119
%T 部分調節性内斜視手術例の予後に関与する術前因子について
%A 鈴木 由美
%A 満川 忠宏
%A 浜 由起子
%A 富田 茜
%A 山田 昌和
%J 日本眼科学会雑誌
%@ 0029-0203 (Print)
%V 124
%N 12
%P 987-994
%D 2020
%8 2020-12
%I (公財)日本眼科学会
%9 原著論文/比較研究
%G 日本語
%K 奥行知覚
外斜視(診断,外科的療法,予後)
眼屈折
視力
*内斜視(診断,外科的療法,予後)
眼
ロジスティックモデル
後向き研究
発病年齢
大型弱視鏡
眼位
立体視検査
ヒト
乳児(1～23ヶ月)
幼児(2～5)
小児(6～12)
男
女
%X 目的:部分調節性内斜視手術例の術後眼位と術後立体視に関与する術前因子について検討する.対象と方法:対象は2009年4月から2017年7月までの間に,部分調節性内斜視と診断され手術施行,術後1年以上経過を追えた35例である.術前因子は,発症年齢,初診時年齢,眼位未矯正期間,初回調節麻痺下屈折検査値,不同視の有無,遠視の変化量,術前遠見眼位・近見眼位,手術時年齢,下斜筋過動症または交代性上斜位の合併とした.術後最終検査時眼位で,遠見と近見眼位ともに10プリズムジオプトリー(PD)未満を眼位良好群,10PD以上内斜視を内斜視群,10PD以上外斜視を外斜視群とし,術後立体視は,3,000秒以下かつ大型弱視鏡検査にてstereoscopic vision(SV)(+)を立体視(+)群とし,これら以外をすべて立体視(-)群とし,術前因子について比較検討した.結果:眼位良好群17例,内斜視群13例,外斜視群は5例で,発症年齢は,それぞれ28.7±13.5ヵ月,17.0±10.8ヵ月,11.4±7.0ヵ月と,内斜視群と外斜視群ともに眼位良好群より有意に低年齢であった(p=0.03,p=0.02,Mann-Whitney U-test).また,立体視(+)群は16例,立体視(-)群は19例であった.発症年齢は,それぞれ30.4±13.0ヵ月,14.7±9.4ヵ月で,立体視(-)群が有意に低年齢であった(p<0.01).下斜筋
```

過動症または交代性上斜位の合併は外斜視群と立体視(-)群に有意に多かった(p<0.01).そして,術後眼位および術後立体視に最も影響する術前因子は,ロジスティック解析の結果,発症年齢であった.結論:部分調節性内斜視手術例において,術後の眼位不良と立体視不良を予測する術前要因として内斜視の早期発症が示された.(著者抄録)
%U https://search.jamas.or.jp/link/ui/2021152119

%0	データ種別（固定値）
%M	文献番号
%T	タイトル
%A	著者名
%J	収載誌名
%@	ISSN

%V	巻
%N	号
%P	ページ
%D	発行年
%8	発行年月
%I	発行元名

%9	記事区分/研究デザイン
%G	言語
%K	シソーラス用語（副標目付き）・フリーキーワード（副標目付き）・チェックタグ
%X	抄録
%U	医中誌WebリンクURL

❸出力内容

標準形式でダウンロードする項目を指定します。

	全項目	書誌事項	書誌+抄録
文献番号	○	○	○
タイトル、特集名、言語	○	○	○
著者名	○	○	○
筆頭著者の所属機関	○	○	○
収載誌名、ISSN、巻号ページ、発行年月	○	○	○
論文種類、研究デザイン	○	○	○
キーワード、分類	○	-	-
抄録	○	-	○
DOI	○	○	○

❻検索式の出力

検索結果の冒頭に検索式と結果件数を付けることができます。初期設定は「なし」になっています。「あり」は「該当する検索式のみ」あるいは「すべての検索式」の2種類です。
「該当する検索式のみ」を選び、対象となる検索式が "#1 and #3" のようなステップナンバーの検索式の場合でも、（（ 膵炎/TH or 膵炎/AL ））and（（ 糖尿病/TH or 糖尿病/AL ））のように、実際に利用した検索語に置き換えて出力されます。

❼ソート順

検索結果を並べる順序を選びます。

新しい順	文献に付与されている文献番号の降順
収載誌発行順	収載誌の発行年月が新しい順
収載誌順	医中誌の収載誌コード順
筆頭著者名順	筆頭著者名の文字コード順

Ｅフォーマット

データフォーマットは、改行区切り、CSV方式、TSV方式の3種類がありますが、「出力形式」が
PubMed形式とRefer/BibIX形式の場合はどちらも改行区切りでダウンロードされます。

改行区切り	項目の見出し、タグ付きで、項目ごとに改行される
CSV方式	Comma-separated Values：カンマ区切りデータ 出力形式が「標準」か「タグ付き」のときに有効となるフォーマットで、 各項目の間がカンマ (,) で区切られ、文献と文献の間は改行される。 項目の見出しやタグは出力されない
TSV方式	Tab-separated Values：タブ区切りデータ 各項目の間がタブで区切られる。それ以外はCSV方式と同じ

1-2）メール送信する

① メール送信する文献の項番号にチェックを入れます。上限は1,000件です。

② ✉ をクリックします。

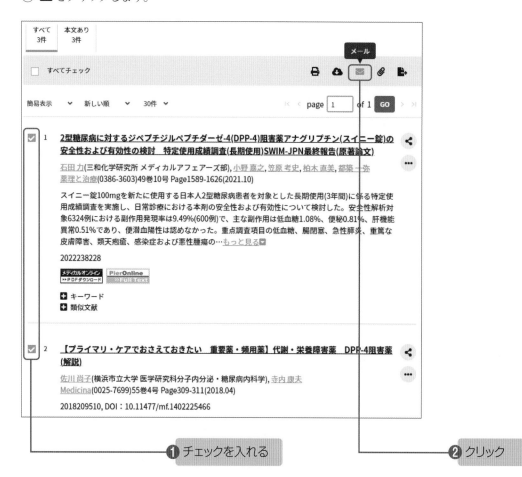

③ 表示されるウィンドウに送信先のメールアドレスを入力し（必須）、必要に応じてコメントを記
入します（任意）。

④ 出力形式、出力内容、検索式の出力、ソート順、フォーマットを指定します。指定内容について
はダウンロードの項を参照してください。

⑤ 送信ボタンをクリックします。

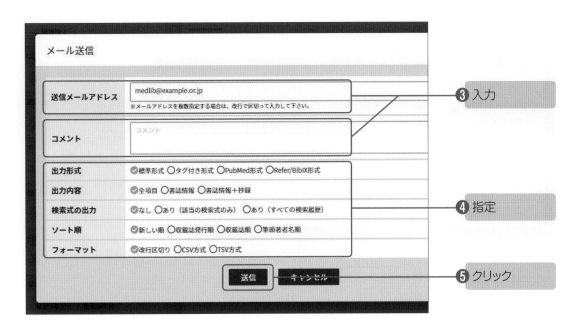

テキストファイルichu.txtが添付されてメールが届きます。送信元はinfo@jamas.or.jpですが、この
アドレスに返信はできませんので注意してください。

1-3) ダイレクトエクスポートする

文献情報管理ソフトRefWorks、EndNote、Mendeleyのほか、機関で契約するサービスを3つま
で登録して直接エクスポートすることができます。各サービスの契約者のみが利用できる機能で
す。

① ダイレクトエクスポートする文献の項番号にチェックを入れます。上限は200件です。

② をクリックします。

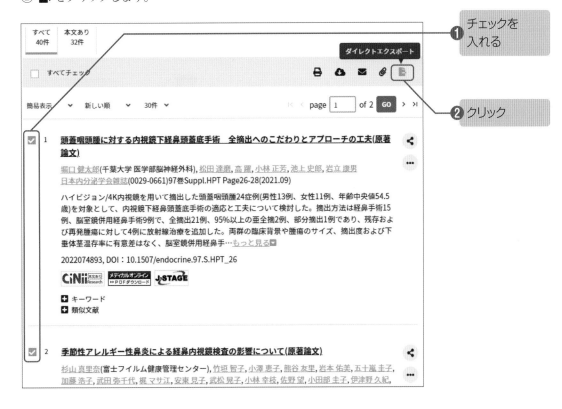

③ ポップアップウィンドウが開くので、エクスポート先のアイコンをクリックします。

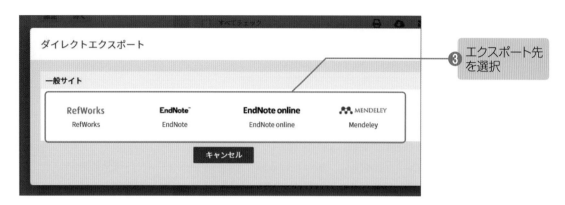

④ それぞれのサービスのログイン画面が表示されます。ログインすると選択した文献情報が取り込まれます。以降は、各サービスのマニュアルに沿って操作してください。

2 クリップボード

検索を重ねているうちに、少し前に見つけた文献が見当たらなくなることがあります。これはと思う文献があったらクリップボードに入れておき、最後にまとめてダウンロードなどをすると効率的です。一度に保存できるのは500件までです。クリップボードはログアウトするまでの一時的な保存スペースです。

① 一時保存する文献をチェックボックスで指定します。

② 🔗 をクリックします。

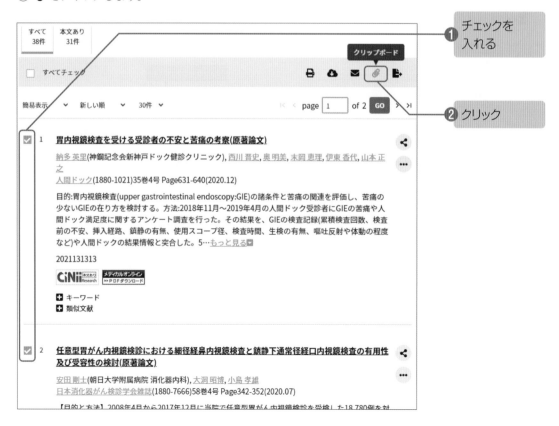

③ 保存の確認がポップアップで表示されます。保存した文献を確認するには「クリップボードを見る」をクリックします。

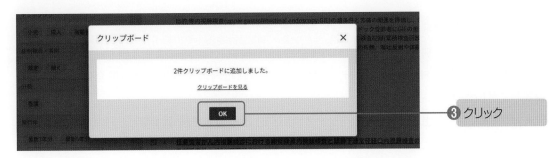

④ 検索画面からクリップボードの中に入っている文献を確認するには、画面の上部の「クリップボード」を開きます。
⑤ 本章1「検索結果の保存・利用」と同様にクリップボードのデータを印刷、ダウンロード、メール送信、ダイレクトエクスポートできます。
⑥ クリップボードから文献を除くには、チェックボックスで選択してから 🗑 をクリックします。

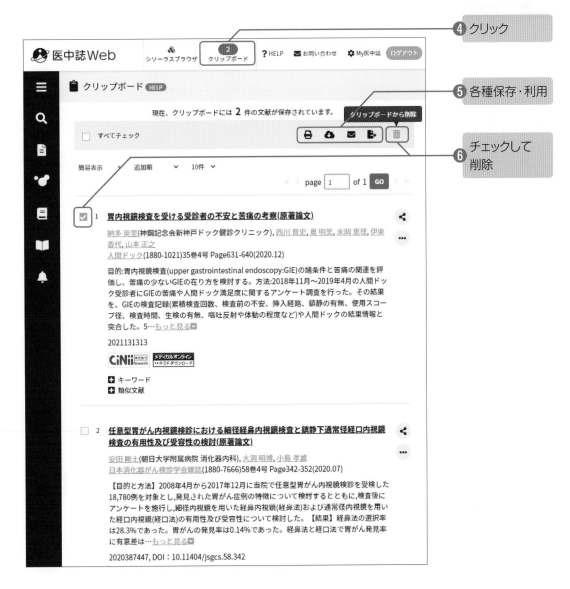

Ⅰ 概要・基本情報

Ⅱ 基本的な検索の流れ

Ⅲ 検索してみよう

Ⅳ シソーラスを活用しよう

Ⅴ 目的別の検索例

Ⅵ テーマによる検索例

Ⅶ 思うように検索ができないとき

Ⅷ 便利な機能

Ⅸ 用語説明

Ⅹ 文献入手方法

3 検索式の操作

3-1) 検索式の編集

医中誌Webには、統制語へのマッピング機能により、検索もれのないよう考慮された検索式が自動的に作成されるようになっていますが、マッピングされた内容を変更したい場合には検索式を編集して再検索することができます。

例えば「X線CT」を想定して 検索ボックスに「CT」と入力して検索すると、（X線CT/TH or CT/AL）という検索式ができます。この検索では、文字列に「ct」が含まれている「心筋梗塞後心室中隔穿孔に対するinfarct exclusion変法」のような論文がヒットしてノイズが多くなるので、検索式を編集してシソーラス用語のみで検索するようにします。

①検索履歴の下にある ✎「検索式を編集」をクリックします。

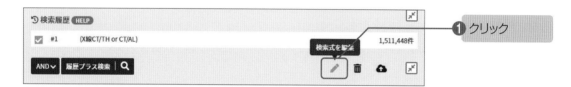

② 検索式の確認と編集の画面になるので、「 or CT/AL」の部分を削除し「（X線CT/TH）」にします。

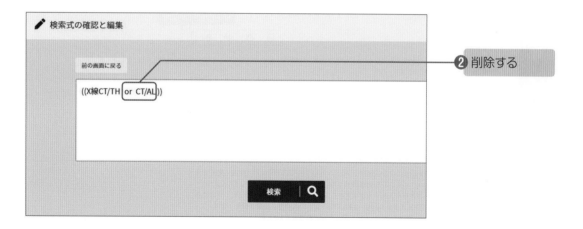

③ 検索ボタンをクリックします。

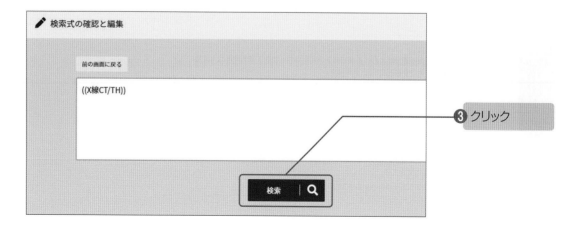

3-2) 検索式の保存

検索式を保存しておくと、時間をおいて同じ検索をするときに再利用できます。また、検索結果を定期的にメールで受け取ることもできます。検索式は30件まで保存可能です。

①保存したい検索式にチェックを入れ、 ②検索履歴の右下にある ☁ 「検索式を保存」をクリックします。

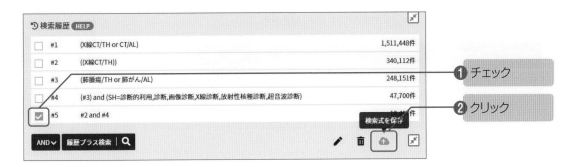

③ My医中誌のログイン画面が表示されるのでログインします。My医中誌のアカウント（本章5「My医中誌でカスタマイズ」参照）を作成してから利用してください。

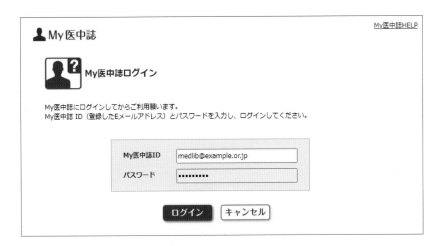

④ 適当な検索式名を入力し、 ⑤ 登録ボタンをクリックします。

検索履歴では「#2 and #4」のようにステップナンバーで表示されていても、対応する検索語に置き換えて検索式が保存されます。

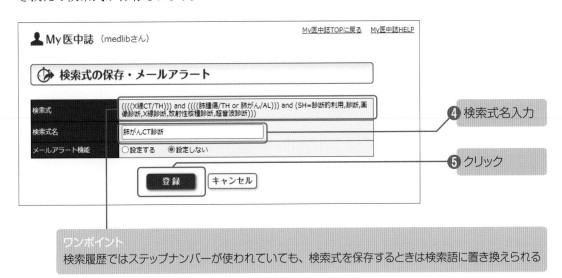

ワンポイント
検索履歴ではステップナンバーが使われていても、検索式を保存するときは検索語に置き換えられる

I 概要・基本情報
II 基本的な検索の流れ
III 検索してみよう
IV シソーラスを活用しよう
V 目的別の検索例
VI テーマによる検索例
VII 思うように検索ができないとき
VIII 便利な機能
IX 用語説明
X 文献入手方法

⑥ ポップアップウィンドウ で「登録しました」と表示されるので、OKをクリックします。

⑦ 保存された検索式が表示されます。設定変更、削除等はこの画面から行います。

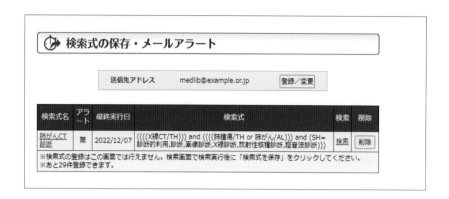

3-3) メールアラート設定

保存した検索式でヒットした最新の論文が、医中誌Webのデータが更新されるタイミング（原則毎月1日、16日）でメール配信されます。

① メールアラート機能の「設定する」をオンにすると、各種設定項目が下に表示されます。 ② 出力形式、フォーマット、送信件数、結果が0件のときのメール送信の有無、を設定し、 ③ 登録ボタンをクリックし、ポップアップウィンドウで「登録しました」と表示されたらOKをクリックします。

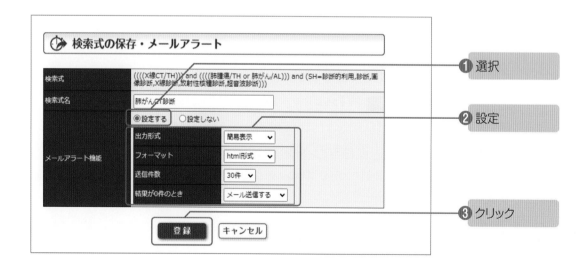

設定項目

出力形式	簡易表示、詳細表示、タグ付き形式、PubMed形式
フォーマット	html形式、テキスト形式
送信件数	5件、10件、30件、50件、100件、200件
結果が0件のとき	メール送信する、メール送信しない

④ 保存された検索式が表示されます。アラートの項目が「有」に変更されました。設定変更、削除等はこの画面から行います。

検索式名	アラート	最終実行日	検索式	検索	削除
肺がんCT診断	有	2022/12/07	(((X線CT/TH))) and ((((肺腫瘍/TH or 肺がん/AL))) and (SH=診断的利用,診断,画像診断,X線診断,放射性核種診断,超音波診断)))	検索	削除

※検索式の登録はこの画面では行えません。検索画面で検索実行後に「検索式を保存」をクリックしてください。
※あと29件登録できます。

③ メール配信有の設定

4 検索履歴の削除

不要な検索履歴を削除することができます。
① 削除したい検索式にチェックを入れ、②検索履歴の右下の 🗑 「履歴を削除」をクリックします。

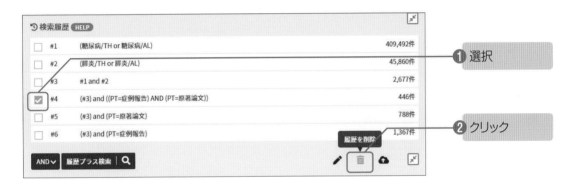

❶ 選択
❷ クリック

③画面が暗くなりポップアップウィンドウでメニューが表示されます。ウィンドウ内の「選択した履歴を削除」をクリックします。
すべて削除する場合は、 ② の操作から始め、 ③ で「すべての履歴を削除」をクリックします。チェックの有無にかかわらず、すべての履歴を削除することができます。

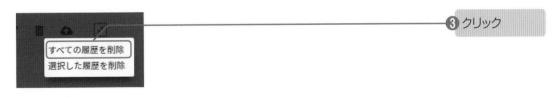

❸ クリック

5 My医中誌でカスタマイズ

My医中誌を使うと、個人の好みに合わせた以下の設定ができます。
- 環境設定：検索画面のデザインやインターフェース
- フィルター設定：検索時に表示させたい絞り込み条件や検索式の設定
- 検索式の保存・メールアラート：保存した検索式の検索結果のメール通知設定
- アカウント変更：パスワードの変更、アカウントの削除

5-1）My医中誌のアカウント新規登録

My医中誌を使うには、まずアカウント登録をする必要があります。登録に必要なメールの送信元 myichushi@jamas.or.jpを受信できるようにしておきましょう。

I 概要・基本情報
II 基本的な検索の流れ
III 検索してみよう
IV シソーラスを活用しよう
V 目的別の検索例
VI テーマによる検索例
VII 思うように検索ができないとき
VIII 便利な機能
IX 用語説明
X 文献入手方法

① 医中誌Webにログインし、画面上部にある「My医中誌」をクリックします。

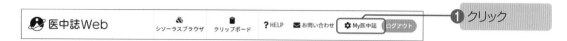

② ログイン画面で「新規登録はこちらへ」をクリックします。登録完了後は、この画面でログインします。

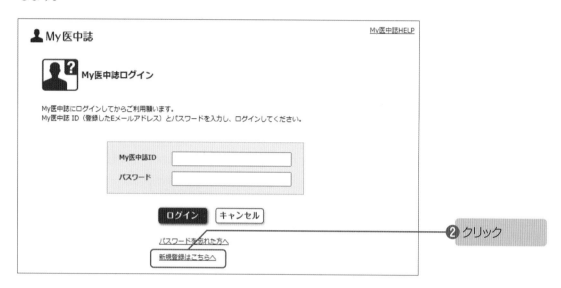

③ 新規登録画面でEメールアドレスとパスワードを2回ずつ入力します。EメールアドレスはMy医中誌IDとなります。パスワードは英数半角6〜12文字の範囲で設定してください。
④利用規約を読み「利用規約に同意して登録」ボタンをクリックします。

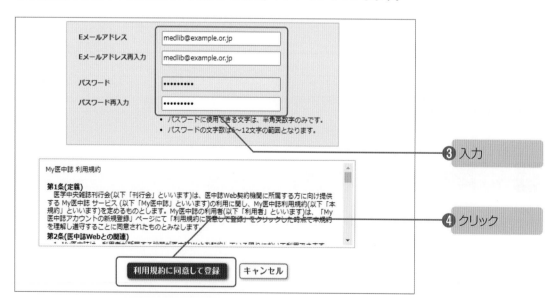

⑤ 仮登録Eメール送信の通知画面になります。この時点ではまだ登録が完了していません。受信したメールにURLが記載されているので、アクセスして登録を完了させます。メール送付後72時間以内にアクセスしなければ無効となります。登録が完了したら、再度通知メールが届きます。

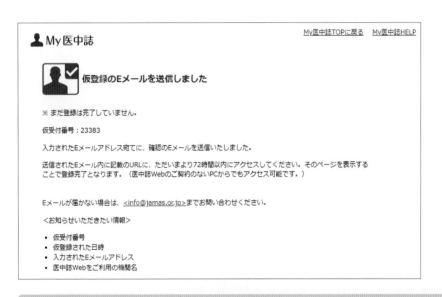

5-2）My 医中誌のログインとログアウト

（1）ログイン

本章5-1）の②の画面で、My医中誌ID（Eメールアドレス）とパスワードを入力し、ログインします。

（2）ログアウト

① 医中誌Web画面上部にある「ログアウト」をクリックします。

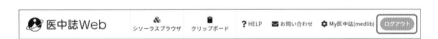

② ログアウトのポップアップウィンドウが表示されます。

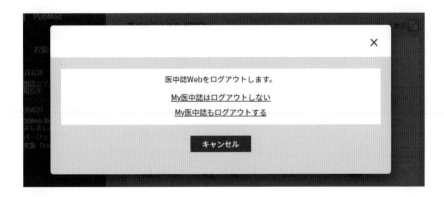

「My医中誌はログアウトしない」をクリックすると、医中誌Webからはログアウトしますが、My医中誌のログインは保持します。次に医中誌WebにログインしたときMy医中誌にも自動的にログインした状態となります。

I 概要・基本情報

II 基本的な検索の流れ

III 検索してみよう

IV シソーラスを活用しよう

V 目的別の検索例

VI テーマによる検索例

VII 思うように検索ができないとき

VIII 便利な機能

IX 用語説明

X 文献入手方法

「My医中誌もログアウトする」をクリックすると、両方からログアウトされます。複数の人が同じパソコンを利用する場合は、必ずこちらを選んでください。医中誌Webにログインしたまま My医中誌からログアウトすることはできません。

5-3) 各種設定

My医中誌にログインして、My医中誌の各種設定メニューを開きます。

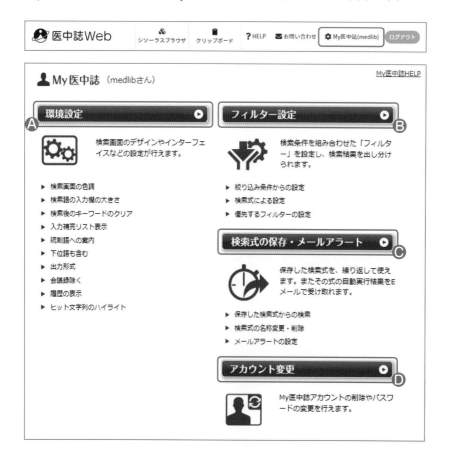

Ⓐ 環境設定

項目			初期設定	選択肢
1) 検索語の入力欄の大きさ			1行	複数行
2) 検索後のキーワード（検索語）のクリア			残す	クリアする
3) 入力補完リスト表示			表示する	表示しない
4) 出力形式	①検索結果の表示	出力形式	簡易表示	詳細表示 タグ付き形式 PubMed形式
		1ページあたりの表示件数	30件	10件 50件 100件 200件

			デフォルト	選択肢
4) 出力形式	②印刷	出力形式	簡易表示	詳細表示 タグ付き形式 PubMed形式
		検索式の出力	なし	あり（該当の検索式のみ） あり（すべての検索履歴）
		ソート順	新しい順	収載誌発行順 収載誌順 筆頭著者名順
	③ダウンロード	出力形式	標準形式	タグ付き形式 PubMed形式 Refer/BibIX形式
		出力内容	全項目	書誌情報 書誌情報＋抄録
		検索式の出力	なし	あり（該当の検索式のみ） あり（すべての検索履歴）
		ソート順	新しい順	収載誌発行順 収載誌順 筆頭著者名順
		フォーマット	改行区切り	CSV方式 TSV方式
	④メール送信	出力形式	標準形式	タグ付き形式 PubMed形式 Refer/BibIX形式
		出力内容	全項目	書誌情報 書誌情報＋抄録
		検索式の出力	なし	あり（該当の検索式のみ） あり（すべての検索履歴）
		ソート順	新しい順	収載誌発行順 収載誌順 筆頭著者名順
		フォーマット	改行区切り	CSV方式 TSV方式
5）会議録除く			OFF	ON
6）履歴の表示			すべての行を表示	1行表示
7）ヒット文字列のハイライト			ON	OFF
8）検索対象データ			すべて	Pre医中誌除く Pre医中誌のみ 最新更新分（すべて） 最新更新分（Pre医中誌） 最新更新分（完成データ）

ワンポイント

環境設定の項目には「検索画面の色調」「統制語への案内」「下位語も含む」もありますが、医中誌Webの従来版（Ver.5）でのみ設定可能な項目のため、ここでは取り上げていません。

Ⅰ 概要・基本情報
Ⅱ 基本的な検索の流れ
Ⅲ 検索してみよう
Ⅳ シソーラスを活用しよう
Ⅴ 目的別の検索例
Ⅵ テーマによる検索例
Ⅶ 思うように検索ができないとき
Ⅷ 便利な機能
Ⅸ 用語説明
Ⅹ 文献入手方法

1) 検索語の入力欄の大きさ

検索ボックスの表示を複数行にできます。

2) 検索後のキーワード（検索語）のクリア

検索ボックスに残る直前のキーワードを毎回クリアできます。同じキーワードを繰り返し使う場合は、「残す」のままにしておくとよいでしょう。

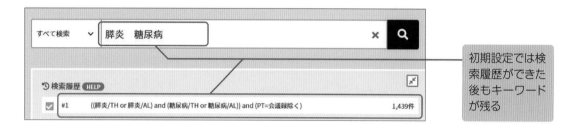

初期設定では検索履歴ができた後もキーワードが残る

3) 入力補完リスト表示

検索語を入力すると検索ボックスの下に現れる入力補完リストを表示させるかどうか選択できます。

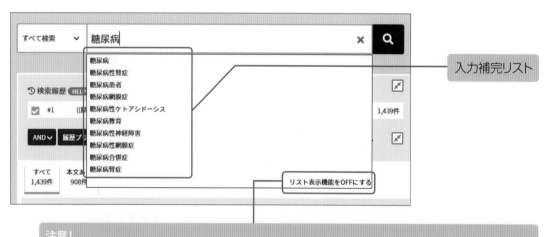

入力補完リスト

注意！
検索画面で入力補完リストの右下に現れる「リスト表示機能をOFFにする」を選ぶと、My医中誌で「表示する」に設定していても、医中誌Webをログアウトするまでリスト表示機能はOFFの状態となります。

4) 出力形式

印刷、ダウンロード、メールそれぞれの出力形式や内容などを選択できます。詳細は本章1「検索結果の保存・利用」を参照してください。

5) 会議録除く

検索結果から会議録を除きたい場合はONを選びます。ONにすると、絞り込み条件の「会議録除く」が常に選択されている状態になります。（会議録については1章2-2「収載されている論文の種類と割合」参照）

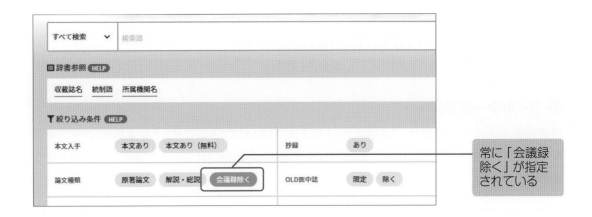

常に「会議録
除く」が指定
されている

6) 履歴の表示

すべて表示される検索履歴を最新の1件だけにすることができます。1行表示を選択していても検索履歴の ↙ をクリックするとすべての履歴を表示することができます。

7) ヒット文字列のハイライト

検索結果表示で、タイトルや抄録、キーワードにある検索語と同じ文字列に色をつけるかどうかを指定します。履歴プラス検索や絞り込みをした後の画面ではハイライトされません。新しい検索語を使うと再びハイライトされます。

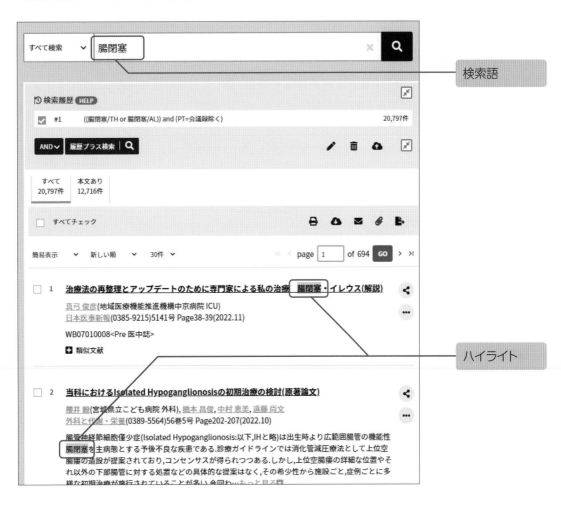

検索語

ハイライト

8) 検索対象データ

どの編集段階にあるデータを検索対象とするか指定します。

※ Pre医中誌については3章7-1) Ⓔ「文献番号」参照)

Ⓑ フィルター設定

検索結果表示の初期設定は、「すべて」と「本文あり」のタブ2種類です。「本文あり」のタブを選択すると有料・無料の区別なくオンライン・フルテキストが提供されている文献のみを表示させることができます。

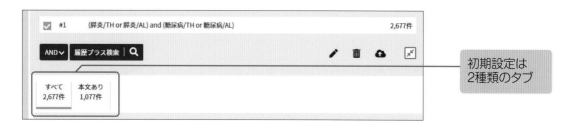

My医中誌のフィルター設定により、優先的に表示させるタブと、表示させる絞り込み条件を変更することができます。初期設定は下図の通りです。

ⓐ 「本文あり」の「有効」にチェックがついているので、検索結果に「本文あり」のタブが表示されます。チェックを外すと「すべて」のタブだけを表示することができます。この設定は「医中誌デフォルト」のため削除はできません。

ⓑ 「全件表示」が優先になっているので、「すべて」のタブが最初に表示されます。

ⓒ 「新規追加」をクリックして絞り込み条件を指定し、新しくタブを追加することができます。5つまで追加設定することができます。

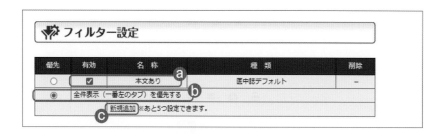

例として「原著論文」のタブを追加してみます。①フィルター名に「原著論文」と入力し、②絞り込み条件を原著論文に指定します。③最後に追加ボタンをクリックします。

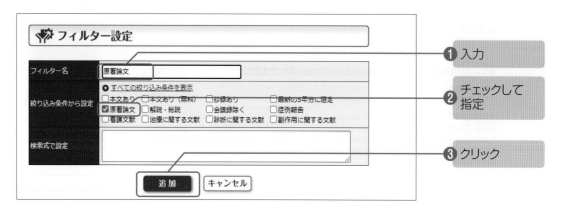

④ フィルター設定画面に戻ると、個人設定のフィルターが追加されたことが確認できます。

⑤ 更新ボタンをクリックし、⑥ 画面右上の「検索に戻る」をクリックします。

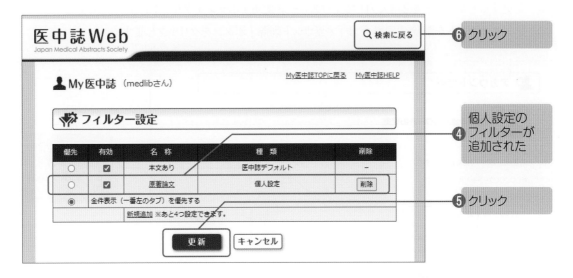

新しい検索を実行すると、「すべて」「本文あり」のタブに続いて「原著論文」のタブが表示されます。

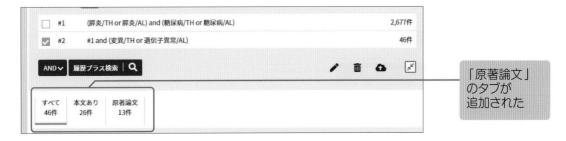

ⓒ 検索式の保存・メールアラート

本章3-1）で保存した検索式の一覧が表示されます。

ⓐ 検索式を実行するには「検索」をクリックします。

ⓑ 検索式名、メールアラート設定の変更は検索式名のリンクをクリックします。

ⓒ 検索式の削除は「削除」をクリックします。

ⓓ メールアラートの送信先アドレスの変更は「登録/変更」をクリックします。

My医中誌アカウント以外のアドレスに送信することもできます。

メールアラートの送信元はMy医中誌の登録時と同じくmyichushi@jamas.or.jp です。

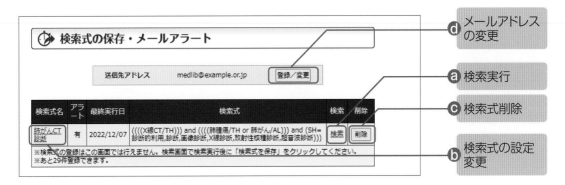

❶ アカウント変更

パスワードの変更とアカウントの削除ができます。

ⓐ 変更するパスワードを2回入力して「パスワード変更」ボタンをクリックします。

ⓑ 登録アカウントを削除する場合は「アカウント削除」ボタンをクリックします。

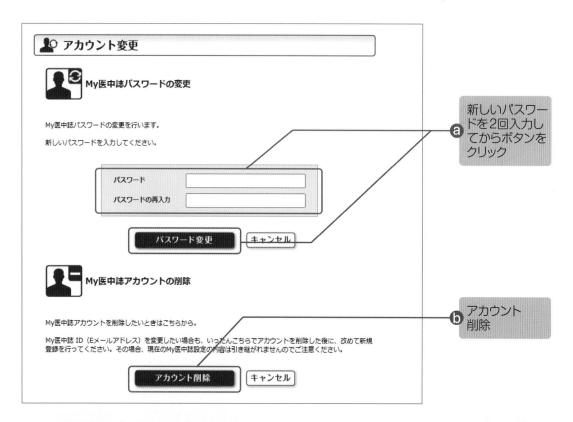

> **ワンポイント**
> My医中誌ID（＝Eメールアドレス）を変更する場合は、一度ここでアカウントをト削除してから別のID
> で新規登録する必要があります。その際、削除したIDの設定内容は保存されず、引き継ぐことはでき
> ません。

IX. 用語説明

Ⅸ. 用語説明

1 副標目

副標目は、統制語（シソーラス用語と医中誌フリーキーワード）と組み合わせて使用され、その統制語が文献の内容のどのような局面を表すかを示します。たとえば、「Helicobacter pylori感染に対するプロバイオティクスの抑制効果」と「胃X線造影像によるヘリコバクター・ピロリ感染判定の試み」というタイトルの論文にはどちらにも「ヘリコバクター感染症」というシソーラス用語が付与されますが、そのシソーラス用語に対して前者には「治療」、後者には「X線診断」および「診断」という副標目が付与されます。

また、疾患と疾患、あるいは薬物と疾患が論文中でどのような関係にあるかを表す働きもあります。そのため、副標目を使うことで、検索語だけでは表現しきれない概念と概念の関係性を識別した検索が可能となります。たとえば、複数の腫瘍間の原発と転移の関係や、薬による治療と副作用などを区別することができます。ひとつのシソーラス用語に付与される副標目は3つまでで、シソーラス用語のカテゴリーによって使える副標目は規定されています。

副標目の活用方法は7章3「検索語間の関係を指定したい」を、詳しい検索方法は5章5「副標目を使って検索する」を参照してください。

現在使用されている35副標目を次に記します。

副標目一覧

カテゴリー	表記	定義（使用開始年 ※記載がない場合は1983年〜）
薬物・化学物質	薬理学	薬物・化学物質や植物・藻類・キノコ類が生体(培養細胞を含む)に及ぼす作用・動態学・薬力学に対して付与される。生体内で合成される生理活性物質、ホルモン、化学伝達物質が薬物として投与された場合も含む。毒物の作用・動態学にも付与される。
	毒性・副作用	薬物・化学物質・有害物質や食品・飲料、植物・藻類・キノコ類の生体に及ぼす有害な作用(毒性・副作用)に対して付与される。
	治療的利用	薬物・化学物質や食品・飲料、植物・藻類・キノコ類が疾病の治療あるいは予防に利用されている場合に付与される。生体内で合成される生理活性物質、ホルモン、化学伝達物質が薬物として投与された場合も含む。また、ワクチンなどの生物学的製剤、放射性医薬品、麻酔薬・麻酔前投薬、創部への消毒剤、精油、検査・治療の前処置に用いられる物質にも付与される。物理的現象(ガンマ線、赤外線、固体レーザーなど)が治療に利用されている場合にも付与される。
	診断的利用	生体内に投与された薬物・化学物質が、疾病の診断に利用されている場合に付与される。
	類似体・誘導体	同一親分子、または類似電子構造を共有する(類似体)か、他の原子や分子の付加、置換によってできた異なる物質(誘導体)であることを示すために、その元となる薬物・化学物質に付与される。
	拮抗物質・阻害物質	何らかの機序により生物学的効果に拮抗、阻害作用する物質や因子を示すために、拮抗、阻害作用を受ける薬物・化学物質・生体内物質に付与される。

薬物・化学物質	血液	血液中の物質の存在および分析に対して薬物・化学物質・生体内物質に付与される。	
	尿	尿中の物質の存在および分析に対して薬物・化学物質・生体内物質に付与される。	
診断	診断	診断一般に対して、疾患名に付与される。	
	画像診断	画像診断一般に対して、器官、部位、組織および疾患名に付与される。X線診断、放射性核種診断、超音波診断に対しては、それぞれの副標目が付与される。	
	X線診断	X線を用いた検査・診断に対して、器官、部位、組織および疾患名に付与される。	
	放射性核種診断	放射性核種を用いた検査・診断に対して、器官、部位、組織および疾患名に付与される。	
	超音波診断	超音波を用いた検査・診断に対して、器官、部位、組織および疾患名に付与される。	
	病理学	疾病状態の病理学的検査・研究 (病理解剖学・病理組織学・病理細胞学・免疫組織化学・精神病理学など) に対して、疾患名および器官、組織、細胞に付与される。	
治療	治療	治療一般に対して疾患名に付与される。薬物療法、外科的療法、食事療法、精神療法、放射線療法、リハビリテーションに対しては、それぞれの副標目が付与される。	
	薬物療法	薬物・化学物質・抗生物質の投与による治療に対して、疾患名に付与される。生理活性物質、ホルモン、ビタミン、ミネラルの投与を含む。	
	外科的療法	疾病治療における手術(移植も含む)に対して、器官、部位、組織および疾患名に付与される。内視鏡下手術、レーザー手術を含む。	
	移植	同一の個体のなかでの移植、同種・異種の個体間での移植に対して、器官、組織、細胞に付与される。	
	食事療法	疾病時の食事管理、栄養管理、特別な食事による治療に対して疾患名に付与される。健康食品、保健機能食品、特定保健用食品、栄養補助食品からのビタミン、ミネラル、栄養素、薬理成分などの摂取による治療や予防も含まれる。	
	精神療法	精神分析療法、行動療法、自律訓練、認知療法など、心理的・精神的技法による治療に対して、疾患名に付与される。	
	放射線療法	放射線照射による治療に対して、疾患名に付与される。	
	看護	看護ケア・看護技術に対して、疾患名、診断・検査、治療に付与される。	
	リハビリテーション	患者の身体的、精神的、社会的、職業的な援助を行い、生活機能や社会的機能を回復、促進する技術や方法に対して、疾患名および外科手術に付与される。	
	予防	疾病や外傷・事故の発生を防いだり、軽減するために行われる手段や対策に対して、疾患名に付与される。社会問題(Iカテゴリー)の一部である「自殺」、「家庭内暴力」およびそれらの下位語にも付与される。	
疾患の原因など	病因	疾病の起因因子に対して、疾患名に付与される。起因因子として、微生物、環境や社会因子、個人の習慣(危険因子)を含む。	
	遺伝学	疾病の遺伝学的側面に対して、疾患名に付与される。	

I 概要・基本情報
II 基本的な検索の流れ
III 検索してみよう
IV シソーラスを活用しよう
V 目的別の検索例
VI テーマによる検索例
VII 思うように検索ができないとき
VIII 便利な機能
IX 用語説明
X 文献入手方法

	免疫学	疾病の免疫学的側面または血清学的側面に対して、疾患名に付与される。
疾患の原因など	化学的誘発	薬物・化学物質・有害物質や食品・飲料、植物・藻類・キノコ類によって発生した疾病状態に対して、疾患名に付与される。
	合併症	二つ以上の疾病が共存している状態、またはある疾病の経過中に他の疾病が発症した場合に、疾患名に付与される。疾病同士の因果関係は問わない。腫瘍の重複の場合は付与されない。
	転移性	転移先の部位別腫瘍および転移した組織型別腫瘍に対して付与される。
	欠損・欠乏	生体の正常な必要量に比較して欠乏、または減少している生体内・生体外由来の物質に付与される。
	有害作用	生体に与える有害作用に対して、診断、治療、予防、麻酔、外科、その他の処置、および紫外線、騒音、低温などの物理的現象に付与される。
その他	疫学	一定の母集団(国、地域、人種、民族)における疾病の分布・発生率・有病率、疾病の起因因子や特質に対して疾患名に付与される。風土病や流行病の発生も含む。
	予後	疾患の経過および結果の予測、転帰に対して、疾患名に付与される。
	実験的	動物実験およびヒトや動物の培養細胞を用いた実験的研究に対して、疾患名に付与される。

2 チェックタグ

論文が扱う対象を表すタグです。動物の種類、性別、年齢区分の項目があります。現在使われているタグの種類は以下の通りです。

チェックタグ一覧

動物種類	性別	年齢区分	その他
・ヒト	・男	・胎児	・妊娠
・動物	・女	・新生児	
・ラット	・オス	・乳児 (1〜23ヶ月)	
・マウス	・メス	・幼児 (2〜5)	
・ハムスター		・小児 (6〜12)	
・モルモット		・青年期 (13〜18)	
・イヌ		・成人 (19〜44)	
・ネコ		・中年 (45〜64)	
・ウシ		・高齢者 (65〜)	
・ウマ		・高齢者 (80〜)	
・ブタ			
・ヒツジ			
・サル			
・ウサギ			
・ニワトリ			
・鶏胚			
・カエル			

3 研究デザイン

EBM（Evidence-based Medicine）において、エビデンスの有無とレベルを決める要素のひとつに研究デザインがあります。医中誌Webでは以下の研究デザインで絞り込みが可能です。

研究デザイン一覧

研究デザイン	解説	検索可能年
メタアナリシス	ヘルスケアの介入についてのエビデンスを明らかにするために、定式化されたリサーチクエスチョンについて、関連する研究を、網羅的に収集し、批判的吟味をし、統計学的に解析した論文。ただし、統計学的解析を含まない同様の論文も含む。	1999年〜
ランダム化比較試験	ヒトを対象として、ランダム割付けを用いて、ヘルスケアの介入（薬物、手術、検査、看護、検診、教育、サービス等）を行う群と比較対照群に振分け、その有効性や安全性などの評価を行う臨床試験。	1983年〜
準ランダム化比較試験	ヒトを対象として、準ランダム割付けを用いて、ヘルスケアの介入（薬物、手術、検査、看護、検診、教育、サービス等）を行う群と比較対照群に振分け、その有効性や安全性などの評価を行う臨床試験。	1983年〜
比較研究	ヘルスケア分野（医歯薬・看護・介護など）において、ヒトを対象として比較分析を行っている研究。ただし、「ランダム化比較試験」と「準ランダム化比較試験」の文献は除外する。	2003年〜
診療ガイドライン	医療や公衆衛生上の判断を支援する目的で、日本において、主に学会などにより作成された文書。（個人や一病院で作成したガイドラインは含まない）	1999年〜

4 あいまい検索

ひらがな・カタカナや旧字・新字、異体字などの表記の揺れを吸収するあいまい検索が行われます。これにより、例えば「頸椎」「頚椎」のどちらを入力しても、同じ結果を得ることができます。

あいまい検索で同一視される文字の例

異字体	頚＝頸、 靭＝靱、 膣＝腟、 螢＝蛍
機種依存文字	①＝(1)、 Ⅱ＝II、 kg＝kg、 ⊿＝Δ
漢字・ひらがな・カタカナ	「がん＝ガン＝癌」　「たんぱく質＝タンパク質＝蛋白質」
カタカナの異表記	ビスフォスフォネート＝ビスホスホネート＝ビスホスフォネート
漢字の旧字と新字	総合臨床＝綜合臨牀

I 概要・基本情報
II 基本的な検索の流れ
III 検索してみよう
IV シソーラスを活用しよう
V 目的別の検索例
VI テーマによる検索例
VII 思うように検索ができないとき
VIII 便利な機能
IX 用語説明
X 文献入手方法

公共図書館と医中誌Web

column

医中誌Webで検索できる情報、即ち専門家向けの医学・医療情報が一般の方々に役立つのはどういう時でしょうか?

大前提として、医中誌Webに収録されている情報は「専門家が専門家に向けて発信している情報」であるゆえに一定の信頼性が担保されていると考えられます。その上で例えば下記のような利用シーンがあるでしょう。

- 一般的な情報源からは入手が難しい難病・希少疾患について調べたいとき
- 医師から聞いた治療法や検査手技などに関する専門用語について知りたいとき
- 症例数や手術実績などにより病院を探したいとき
- 掛っている先生の論文を読み情報を共有したいとき

これらの利用シーンはいずれも「ここぞと言うとき」と言えます。つまり専門的な医学・医療の情報が必要とされるのは、そうそう日常的なことでは無い－そうであっては困ると言うことです。

しかし、そのいざと言うときには医中誌Webと言う情報入手手段があることを知って欲しい、そして医中誌Webにアクセスできる環境を提供したい、と私たちは考えています。

後者については、公共図書館で医中誌Webが使える環境を整えるのが現実的な第一歩ですが、2022年12月現在、医中誌Webを利用できる公共図書館は、県立図書館が13館、市立図書館が16館、そのほか国立国会図書館（本館、関西館、国際子ども図書館）にとどまっています。まだまだ道半ばであり、更なる導入を進めたいところですが、そのためには、一般の方々のニーズに応える「使えるサービス、使いやすいサービス」として医中誌Webをブラッシュアップしていくことが、公共図書館、つまり行政サービスにおいてもコストパフォーマンスが厳しく問われる昨今、益々重要です。

医学・医療の専門家ではない方にとって使いやすいユーザーインターフェースの提供、原本の入手に関するサポートなど、一般の方々への医療情報の提供に力を入れている公共図書館、また医学図書館の皆様とも連携しつつ、進めて行きたいと考えています。

（NPO法人 医学中央雑誌刊行会　データベース事業部　松田 真美）

X. 文献入手方法

X.文献入手方法

医中誌Webに収載されている論文には、インターネット上で入手できる有料・無料のオンラインジャーナル（電子ジャーナル）と、印刷物の冊子体で出版されているものがあります。入手方法は利用されている方の所属機関により異なります。所属機関に図書館がある方は、そちらにお問い合わせください。また機関に所属していなくても使えるオンラインジャーナルが数多くあり、論文単位で購入できるものもあります。

1 オンラインジャーナル

オンラインジャーナルで提供されている論文には、リンクボタンがついていますが、機関の設定により表示されないものもあります。

1-1）無料のオンラインジャーナル

次のものは、リンク先にてフルテキストのすべて、ないしは一部を無料で閲覧できます。

CiNii Research

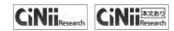

国立情報学研究所（通称NII）が提供するCiNii（サイニィ）の中で論文情報等を収載するデータベースへのリンクです。フルテキストが閲覧できる論文には、「本文あり」という文字のついたアイコンが表示されます。クリックすると、無料提供されているものであれば全文を表示できます。

CrossRef

主要出版社が運営するオンラインジャーナルリンクサービスです。無料提供されている論文であれば、全文を表示できます。有料のものは、機関で購読契約している雑誌であれば、所属している方は機関ネットワーク内で利用できます。また論文単位で購入できるものもあります。

JStage

科学技術振興機構（JST）が提供するオンラインジャーナルへのリンクです。無料で利用できるフルテキストが多数あります。有料のものは、機関で購読契約している雑誌であれば、所属している方は機関ネットワーク内で利用できます。

機関リポジトリ

機関リポジトリ（Institutional Repository：大学等の研究機関が、その知的生産物を電子的形態で集積し、保存し、無料で公開するために設置する電子アーカイブシステム）へのリンクです。すべ

て無料で利用できるフルテキストです。リンク対象は、国立情報学研究所（NII）運営のJAIRO収載論文のうち、フルテキストPDFが存在するものとなります。公開している各機関が独自に作成したリンクアイコンが表示される論文もあります。

PubMed

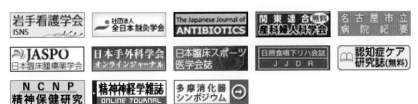

米国国立医学図書館が提供する論文検索サービスへのリンクです。フルテキストリンクがついていて、無料で利用できるものが多数あります。有料のものは、機関で購読契約している雑誌であれば、所属している方は機関ネットワーク内で無料利用できます。購読していない雑誌は論文単位で購入できるものもあります。

医中誌Webから独自にリンクしている学会誌

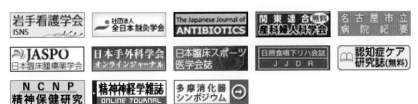

医中誌Webから独自にリンクしている学会誌へのリンクです。
2022年12月現在、「岩手看護学会誌」「Japanese Acupuncture and Moxibustion（全日本鍼灸学会の英文誌）」「The Japanese Journal of Antibiotics」「関東連合産科婦人科学会誌（旧「産科婦人科学会関東連合地方部会誌」）」「名古屋市立病院紀要」「日本臨床腫瘍薬学会雑誌」「日本臨床スポーツ医学会誌」「日本摂食・嚥下リハビリテーション学会雑誌」「日本手外科学会オンラインジャーナル」「認知症ケア研究誌」「精神保健研究」「精神神経学雑誌」「多摩消化器シンポジウム」へのリンクが行われています。学会によっては発行年を限定して提供している場合があります。

1-2）有料のオンラインジャーナル

次のものは、基本的に有料です。

医書.jpオールアクセス

医書ジェーピー㈱が提供する電子コンテンツ配信サービス「医書.jpオールアクセス」へのリンクです。機関契約していれば、所属している方は機関ネットワーク内で無料利用できます。契約していない場合は、1論文ごとに購入することが可能です。

Maruzen eBook Library

丸善雄松堂㈱が提供するオンラインジャーナルへのリンクです。機関契約していれば、所属してい

I 概要・基本情報

II 基本的な検索の流れ

III 検索してみよう

IV シソーラスを活用しよう

V 目的別の検索例

VI テーマによる検索例

VII 思うように検索ができないとき

VIII 便利な機能

IX 用語説明

X 文献入手方法

る方は機関ネットワーク内で無料利用できます。

MedicalFinder

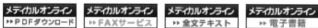

㈱医学書院が提供するオンラインジャーナルへのリンクです。機関契約していれば、所属している方は機関ネットワーク内で無料利用できます。契約していない場合は1論文ごとに購入することが可能です。

メディカルオンライン

㈱メテオが提供するオンラインジャーナルへのリンクです。一定期間FAXによる配信となる論文もあります。機関契約している雑誌であれば、所属している方は機関ネットワーク内で無料利用できます。契約していない場合は1論文ごとに購入することが可能です。

南江堂オンラインJournal

㈱南江堂が提供するオンラインジャーナルへのリンクです。機関契約していれば、所属している方は機関ネットワーク内で無料利用できます。契約していない場合は1論文ごとに購入することが可能です。

PierOnline

㈱サンメディアが提供するオンラインジャーナルへのリンクです。機関契約している雑誌であれば、所属している方は機関ネットワーク内で無料利用できます。契約していない場合は1論文ごとに購入することが可能です。

最新看護索引Web

日本看護協会のデータベース「最新看護索引Web」へのリンクです。「日本看護学会論文集」でフルテキストが閲覧できる論文には、「PDF」という文字のついたアイコンが表示されます。日本看護協会会員の方、または機関契約していれば所属している方は無料で利用できます。

1-3）図書館システムへのリンク

機関のOPAC（オンライン所蔵目録）やリンクリゾルバ（電子リソースへの案内サービス）アイコンが表示され、医中誌Webの検索結果から所蔵の確認や、契約しているオンラインジャーナルの利用が容易に行えます。各機関の図書館で設定を行う必要があり、機関により表示されるアイコン

のデザインは異なります。

2 図書館の文献複写サービス

2-1）大学図書館

医療系学部の大学図書館では、医中誌Webに収載されている雑誌の多くを所蔵しています。大学図書館で契約しているオンラインジャーナルは、機関ネットワーク内で利用することが可能です。所蔵している冊子体は、複写サービスを利用することができます。どちらも所蔵していない場合は、相互貸借（そうごたいしゃく）サービスで、論文のコピーを取り寄せることができます。所蔵は図書館のOPAC（オンライン所蔵目録）やCiNii Books（https://ci.nii.ac.jp/books/）で確認することができます。大学図書館は、基本的に大学に所属している学生、教職員、卒業生向けの施設ですが、所属していない方でも利用できるサービスがありますので、各大学にお問い合わせください。

2-2）病院図書館

病院に所属する医療職向けの図書館です。大学図書館と同様のサービスを提供しています。所蔵はCiNii Books（https://ci.nii.ac.jp/books/）で確認することができます。利用については各病院にお問い合わせください。

2-3）患者図書館

病院の患者さんと家族向けに、医療・健康情報を提供する図書館です。大学図書館、病院図書館と連携して論文のコピーを取り寄せることができる場合もありますので、各病院にお問い合わせください。

2-4）公共図書館

市町村自治体が設置する地域の住民のための図書館です。専門的な医学雑誌は所蔵していませんが、相互貸借サービスで論文のコピーを取り寄せることが可能です。

2-5）国立国会図書館

国立国会図書館検索・申込オンラインサービスは利用登録することで、国立国会図書館が所蔵する資料のコピー郵送サービスを受けることができます。18歳以上であればどなたでも NDL ONLINE（https://ndlonline.ndl.go.jp/）のサイトで利用登録ができます。

3 医師会等の文献複写サービス

日本医師会、日本看護協会には図書館が設置されていて、会員向けにサービスを行っています。

I 概要・基本情報

II 基本的な検索の流れ

III 検索してみよう

IV シソーラスを活用しよう

V 目的別の検索例

VI テーマによる検索例

VII 思うように検索ができないとき

VIII 便利な機能

IX 用語説明

X 文献入手方法

3-1) 日本医師会

日本医師会の会員を対象に文献複写サービスを行っています。オンライン申し込みも可能です。
https://lib.jma.med.or.jp/

3-2) 日本看護協会

日本看護協会の会員を対象に文献複写サービスを行っています。「最新看護索引」掲載文献はオンライン申し込みも可能です。
https://www.nurse.or.jp/nursing/education/library/index.html

4　医学中央雑誌刊行会

医中誌Webで検索した論文のコピーを取り寄せることができます。
契約形態により以下3種類のサービスがあります。論文コピーは宅配便またはFAXで送付されます。

4-1) 医中誌 Web DDS

医中誌Web法人契約者向けのドキュメントデリバリーサービス (DDS) です。(株) サンメディアで会員登録をし、顧客コードとパスワードを取得してください。

会員登録方法、料金など詳細は以下のサイトで確認してください。
https://order.jamas.or.jp/houjin/

4-2) 医中誌パーソナル Web DDS

医中誌パーソナルWeb契約者向けのDDSです。料金など詳細は以下のサイトで確認してください。
https://order.jamas.or.jp/personal/

4-3) 医中誌複写サービス

医中誌Webの契約をしていなくても利用可能な文献複写サービスです。
あらかじめユーザ登録やID取得などを行う事無く、ファックス・郵送またはインターネットでの申込みが可能です。料金など詳細は以下のサイトで確認してください。
https://www.jamas.or.jp/service/copy/copy.html

5　その他の商用ドキュメントデリバリーサービス

5-1) 国際医学情報センター(IMIC)

医学分野の広範にわたる資料のコピーを取り寄せることができます。利用にはユーザ登録が必要です。
https://www.imic.or.jp/services/copy.html

5-2）株式会社インフォレスタ

世界中の医学図書館ネットワークを使い、コピーの取り寄せサービスを提供しています。利用には
ユーザ登録が必要です。

https://www.inforesta.com/service/copy/index.html

5-3）株式会社サンメディア

世界各国の図書館を軸としたネットワークを使い、コピーの取り寄せサービスを提供しています。利
用にはユーザ登録が必要です。

https://www.sunmedia.co.jp/document-delivery-service/

I 概要・基本情報

II 基本的な検索の流れ

III 検索してみよう

IV シソーラスを活用しよう

V 目的別の検索例

VI テーマによる検索例

VII 思うように検索ができないとき

VIII 便利な機能

IX 用語説明

X 文献入手方法

索引

あ　と　が　き

『わかりやすい医中誌Web検索ガイド』の初版刊行から10年が経ちました。その間にデータ数は約696万件増加し、本書が出版された時点で1500万件以上が収録されています。初版刊行時には紙媒体にしか存在しなかった情報も、現在はOLD医中誌という名称で医中誌Webに収録されています。日本で出版された医学文献情報のほとんどが医中誌Webに網羅されているといってもよいでしょう。

機能面では「ゆるふわ検索」や「PubMed検索」が追加されました。以前、文献検索講習会では決まって「文章ではなくキーワードをスペースで区切って入力してください」とお伝えしていたものですが、今は文章でも検索できるのです。また、海外の代表的な医学文献データベースPubMedの検索が医中誌Webの画面から日本語で検索することができるようになりました。この10年間の医中誌Webの進化には目を見張るものがあります。

これというのも製作者である医学中央雑誌刊行会様の、ユーザの声と新しい技術を積極的に取り入れサービスに反映させる姿勢と、検索の精度に関わる「医学用語シソーラス」を1983年の導入当時から米国国立医学図書館作成のシソーラスMeSHに準拠させていたという先見の明によるところが大きいと思います。日本は母国語だけで医学教育を完結させることができる数少ない非英語圏の国であるといわれますが、医学中央雑誌の存在がそのことを成立させる要因のひとつだったのではないかと私は考えています。脈々と受け継がれてきた医学中央雑誌刊行会の皆様のご尽力に改めて感謝するしだいです。

さて本書の主著者は、私が大学医学図書館に勤務していたときに共に文献検索業務を担当していた笹谷裕子さんに交代しました。笹谷さんは医学図書館員として、長年医療従事者や医療系学部の学生のみならず、図書館員向けの医中誌Web研修会の講師を務めてきました。本書を、医中誌Webを利用する皆さんの手引書としてパソコンの隣に常備して活用いただければ幸いです。

2023年2月

日本医学図書館協会個人会員　諏訪部直子

著者プロフィール

···

笹谷 裕子（ささたに　ゆうこ）

図書館情報大学図書館情報学部卒業

日本医学図書館協会　診療ガイドラインワーキンググループ
日本医学図書館協会　E-ラーニング作成ワーキンググループ

杏林大学医学図書館勤務

···

諏訪部 直子（すわべ　なおこ）

図書館情報大学図書館情報学部卒業

ヘルスサイエンス情報専門員（上級）
日本医学図書館協会　診療ガイドラインワーキンググループ
日本医学図書館協会　国際交流ワーキンググループ　アドバイザー

杏林大学勤務

···

わかりやすい
医中誌Web 検索ガイド 検索事例付
［第2版］

2023年3月29日　第1刷発行
著者　笹谷 裕子　　諏訪部 直子
発行　特定非営利活動法人 日本医学図書館協会
　　　〒101-0051　東京都千代田区神田神保町1-10　和田ビル3階
　　　TEL：03-5577-4509　FAX：03-5577-4510
発売　株式会社 紀伊國屋書店
　　　〒153-8504　東京都目黒区下目黒3-7-10
　　　ホールセール部（営業）
　　　TEL：03-6910-0519　FAX：03-6420-1354
印刷　株式会社 三友社
表紙デザイン　井上 始子
組版　有限会社 Voicing
ⓒ The Japan Medical Library Association, 2023

ISBN978-4-931222-32-8　Printed in Japan

医中誌Webの最新情報については、
医学中央雑誌刊行会ホームページをご覧ください。
ホームページURL＜https://www.jamas.or.jp/＞